취침 전 5분 요가

NERU YOGA by Masao Yoshida

Copyright © Masao Yoshida 2019

Korean translation copyright © 2021 by Gimm-Young Publishers, Inc.

All rights reserved.

Original Japanese edition published by FOREST Publishing, Co., Ltd., Tokyo.

This Korean edition is published by arrangement with FOREST Publishing, Co., Ltd., Tokyo in care of Tuttle-Mori Agency, Inc., Tokyo through Imprima Korea Agency, Seoul.

취침 전 5분 요가

1판 1쇄 인쇄 2021. 7. 26.
1판 1쇄 발행 2021. 8. 6.

지은이 요시다 마사오
옮긴이 한귀숙

발행인 고세규
편집 태호 디자인 조은아 마케팅 윤준원 홍보 반재서
발행처 김영사

등록 1979년 5월 17일(제406-2003-036호)
주소 경기도 파주시 문발로 197(문발동) 우편번호 10881
전화 마케팅부 031)955-3100, 편집부 031)955-3200 | 팩스 031)955-3111

값은 뒤표지에 있습니다.
ISBN 978-89-349-8695-9 03510

홈페이지 www.gimmyoung.com   블로그 blog.naver.com/gybook
인스타그램 instagram.com/gimmyoung   이메일 bestbook@gimmyoung.com

좋은 독자가 좋은 책을 만듭니다.
김영사는 독자 여러분의 의견에 항상 귀 기울이고 있습니다.

취침 전

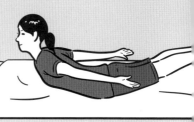

5분 요가

요시다 마사오
한귀숙 옮김

마음과
몸을 돌보는
새로운 습관

김영사

세상에 나온 헤아릴 수 없을 정도로 많은 책 중에서 이 책을 선택해주신 독자 여러분, 감사합니다. 이 책은 요가 책입니다.

여러분은 '요가'라는 단어를 들으면 어떤 이미지가 떠오르시나요?

> ☆ 몸이 유연한 사람만 할 수 있는 것
> ☆ 시간적 여유나 마땅한 장소가 없어서 시작하기 어려운 것
> ☆ 요가 매트나 요가복 등에 돈을 써야 하는 것
> ☆ 젊은 여성들이 주로 하는 것

이런 생각을 하고 있진 않으시나요?

그러나 이 책에서 전하고 싶은 내용은 여러분이 생각하시는 것과 크게 다릅니다.

☆ 몸이 뻣뻣한 사람도 할 수 있다

☆ 이불 위에서도 가볍게 할 수 있다

☆ 요가 매트나 요가복이 없어도 할 수 있다

☆ 언제, 누구라도 간단히 할 수 있다

이름하여 **취침 요가**.

특히 '**난 요가와 맞지 않는 사람**'이라고 생각하는 분일수록 꼭 읽고 따라 해보시길 바랍니다.

저도 한때는 여러분과 마찬가지로, 몸이 뻣뻣했었고 요가에 대해 부정적인 생각을 갖고 있었습니다. 그랬기에 감히 요가 강사가 되어 이렇게 요가에 관련된 책을 쓰고, 요가를 소개하게 될 줄은 꿈에도 상상하지 못했습니다.

요가를 만나 제 인생은 크게 바뀌었습니다.

요가를 알기 전, 제 몸은 굳어 있었고, 수족냉증을 달고 살았습니다. 신경질적이고 예민한 성격에다 감정 기복 또한 심했습니다. 이미 지나간 일을 후회하기 일쑤였고, 미래에 대한 막연한 불안감을 떨치지 못해 불면증에 시달렸지요. 그러다 보니 몸 상태는 엉망일 수밖에 없었습니다. 자신감은 떨어지고, 사람들과 어울리는 것이 부담스러워 대인 기피증까지 생겼습니다. 무엇을 하고 싶은지도 모르겠고, 좋아하는 일에 도전도 하지 못하는 지경에 이르렀던 겁니다.

그런 때에 요가를 만났습니다.

처음에는 요가원에 다니는 것이 부담스러워 집에서 책이나 DVD를 보면서 요가 수련을 시작했습니다. 수개월간 나름의 수련을 이어가다 보니 조금씩 요가 동작에 익숙해져 갔고, 그러던 어느 날 저는 큰 용기를 내어 요가원의 문을 두드리게 되었습니다.

요가 수련을 하는 동안, 저는 온몸의 긴장이 사라지는 것을 경험했습니다. 몸의 컨디션이 전보다 눈에 띄게 좋아졌고, 무엇보다 아침까지 숙면을 취할 수 있게 되었습니다. 제 몸이 변해가는 것이 얼마나 재미있던지, 요가 수련에 심취했습니다.

몸의 상태가 좋아질수록 불안했던 마음도 차차 안정되었습니다. 웃을 일이 많아지고, 행복하다고 느끼는 일이 늘어났습니다. 있는 그대로의 나 자신에 자신감을 갖게 된 것입니다.

그러자 제가 하고 싶은 일이 무엇인지 알게 되었습니다. 사랑하는 반려자를 만났고, 풍성한 인간관계를 쌓아갈 수 있게 되었으며, 전보다 일에 충실하게 되었지요.

요가를 수련함으로써 지금까지 꽉 막혀 있던 제 인생이 뻥 뚫린 것입니다.

'이렇게 나에게 일어난 대단한 변화를 다른 사람에게도 꼭 전하고 싶다!'

이런 생각을 시작으로 블로그와 유튜브 채널을 통해 제가 알고 있는 정보를 공유하기 시작했습니다. 유튜브 영상을 본 편집자분께서 책으로 만들어보자며 제안해주셨고, 그렇게 세상에 나온 책은 순식간에 베스트셀러가 되었습니다. 그 뒤로도 출간 제안이나 강연회, 기업 연수 등의 의뢰가 쏟아졌지요.

집필 활동으로 바빠질수록 밤늦게까지 컴퓨터 앞에서, 혹은 스마트폰을 만지작거리며 글을 써내려가는 일이 늘어나게 되었습니다. 자연히 요가를 수련할 시간은 줄어들었죠. 머리를 쓸 일이 많아지게 된 것입니다.

요가 수련에 매진했을 때는 느끼지 못했던 '몸의 부조화'를 다시금 느끼게 되었습니다. 세상의 여느 회사원처럼 어깨 결림과 허리 통증, 눈의 피로가 쌓였고, 급기야 불면증에 이르렀습니다. 가수면 상태가 이어지고, 한밤중에 눈이 번쩍 떠지는 날도 있었습니다.

진득하게 요가를 수련했다면 나아질 거라는 걸 알았지만, 원고 마감일에 쫓기다 보니 요가를 수련할 시간도 없고, 건강도 잃고….

'매일같이 바쁜 일상을 보내는 현대인이 요가를 수련하려면 어떻게 해야 할까?'

이런 질문을 스스로에게 계속 던진 끝에 나온 것이 이 책에서 소개하는 '취침 요가'입니다.

'취침 요가'는 실제로 제가 일상에서 요가를 수련할 방법을 찾다가 개발하게 된 요가 수련법입니다. 본래 요가는 아침 일찍 수련하는 것이 좋지만, 제 라이프 스타일에 맞춰 바꿔도 괜찮지 않을까 해서 만든 것입니다.

예를 들어, 저는 일이 바쁠 때, 아침에는 명상과 짧은 요가를 수련하고, 자기 전에는 반신욕을 한 뒤에 이 책에서 소개하고 있는 '취침 요가'를 수련합니다. 아이들이 자는 밤 시간대는 조용하고 전등이나 스마트폰을 꺼둘 수 있어서, 좀 더 깊이 나 자신을 관찰하고 집중할 수 있습니다. 유독 피곤한 날에는 자세를 유지한 채로 잠에 들기도 하고, 수련을 할수록 기분이나 몸의 상태가 좋아져서 그대로 한 시간 이상 수련을 이어갈 때도 있습니다.

잠이 오지 않는 날에는 일부러 자려고 노력하지 않고, 몸을 충분히 이완시켜서 다음 날 오늘의 피로가 남아 있지 않도록 해줍니다. 몸의 긴장을 이완하면 수면 시간이 짧아도 깊은 잠을 잘 수 있어, 다음 날 개운하게 아침을 맞이할 수 있습니다.

이러한 변화를 느끼는 사람은 비단 저뿐만이 아닙니다. 외부 강의나 온라인 커뮤니티를 통해 만나는 수련자분들께 제가 수련하는 취침 요가를 추천해드렸고, 일정 기간 수련 해보신 분들의 공통된 의견은 다음과 같습니다.

"수면의 질이 크게 좋아졌습니다."
"만사 불평불만으로 가득했던 제가 긍정적 사고를 하게 되었습니다."
"만성적인 어깨 결림과 허리 통증이 사라지고, 몸이 한결 가뿐해졌습니다."

이러한 요가 수련의 후기를 들을 때마다 저는 확신합니다. 많은 사람이 요가와 명상을 수련하여 몸과 마음의 균형을 이룬다면, 현대인이 직면한 스트레스나 우울감 혹은 삶의 무력함 등도 해소될 것이라고 말입니다. 그래서 가능한 한 많은 사람에게 요가 수련의 문턱이 낮아지길 바라고 있습니다. 이 책이 그 계기가 되었으면 좋겠습니다.

"일은 바쁘고, 시간은 턱없이 모자라."
"운동은 나와는 어울리지 않는 분야야."
"유연성이라고는 찾아볼 수 없는 내가 요가라니, 부끄럽고 남사스러워."

이렇듯 과거 혹은 지금 자신의 마음속 변명을 들어보세요. 그래서 수련을 주저하는 거라면, 이 책에서 소개하는 '취침 요가'가 여러분을 요가의 세계로 이끌어줄 것입니다.

요가에는 '마음의 안정' '스트레스 해소' '신체 불균형 개선' '다이어트' 등의 효과가 깃들어 있습니다. 단, 문자를 읽는 것만으로는 요가의 효과를 누릴 수 없습니다. 직접 몸을 움직여 수련을 해야 요가의 진면목을 느껴볼 수 있습니다.

구체적인 수련 방법을 알고 싶어 하는 분들을 위해 이 책의 부록으로 수련 영상을 준비해두었습니다. 이 책을 읽는 것에서 그치는 것이 아니라, 직접 수련해보시고 수련한 뒤의 몸과 마음의 변화를 직접 겪어보셨으면 좋겠습니다.

우선은 하루에 한 가지 동작을 수련하는 것에 의미를 두는 겁니다. 요가는 생각보다 훨씬 단순합니다. 숙련자들처럼 완벽한 자세가 나오지 않더라도 좌절하지 마세요. 요가원을 다니지 않아도 상관없습니다.

요가는 자신의 내면을 통찰하고, 있는 그대로의 나를 받아들이는 데 큰 힘이 됩니다. 자신이 본래 지니고 있는 개성이나 재능을 발휘할 수 있게끔 도와줍니다. 나의 잠재력을 이

끌어내는 것만으로도 주변에서 일어나는 일이나 현상에 유연하게 대처하게 되어 대인관계도 그만큼 좋아질 것입니다.

요가는 나 자신만이 아닌 가족이나 친구, 주변 사람들에게도 선한 영향력을 끼칩니다. 부디 이 책을 읽는 모든 분의 마음속에 숨겨진 빛이, 그 행복의 파문이, 주변에 있는 모든 이에게 널리 뻗어갈 수 있기를 간절하게 바랍니다.

요시다 마사오

차례

3 🌙 수면의 질을 높여주는 취침 요가

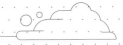

4 🌙 몸과 마음의 수행 능력을 올리는 아침 요가 & 점심 요가

5 ☽ 내면이 풍요로운 삶

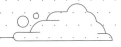

취침 요가 추천 시퀀스

이 책에서 소개하는 취침 요가 자세를 토대로 요가 프로그램을 구성했습니다. 수련 과정도 영상으로 준비했으니, 영상을 보면서 함께 수련해보세요.

🌙 요가 입문자들을 위한 취침 요가 | 13분

스핑크스 자세 → 아기 자세 → 나비 자세 → 송장 자세

처음 요가를 시작하는 초심자를 위한 프로그램으로, 자세를 유지하는 방법도 설명합니다.

🌙 다리에 피로를 풀어주는 요가 | 19분

안장 자세(반안장 자세) **→ 나비 자세**(반나비 자세)

다리의 붓기나 저림에 효과가 있으며, 초심자들을 위한 프로그램입니다.

☾ 호흡이 편안해지는 요가: 초급편 | 20분

어깨 풀기 → 누워서 하는 역합장 자세 → 악어 자세 → 물고기 자세(혹은 누워서 하는 후굴 자세)

고관절을 이완하고 호흡을 깊이 내쉴 수 있는 프로그램으로, 어깨 결림을 해소하는 데도 효과가 좋습니다.

☾ 호흡이 편안해지는 요가: 중급편 | 19분

비튼 아기 자세 → 강아지 자세 → 합장한 아기 자세 → 토끼 자세 → 다리 자세

가슴을 열고 깊게 호흡 수련을 하는 프로그램입니다.

☾ 체내 정화 요가 | 39분

백조 자세 → 잠자리 자세 → 나비 자세 → 신발끈 자세 → 척추 비틀기

고관절을 이완하는 프로그램으로, 골반 주변의 근육이나 관절을 이완하여 기의 흐름을 정돈하고 숙면을 취할 수 있게 도와줍니다.

🌙 숙면 요가 1 | 37분

나비 자세 → 애벌레 자세 → 스핑크스 자세 혹은 물개 자세 → 바나나 자세 → 달팽이 자세 혹은 애벌레 자세 → 악어 자세

허리, 척추를 이완하는 숙면 요가 프로그램으로, 중급자 이상이 수련할 수 있습니다.

🌙 숙면 요가 2 | 30분

안장 자세 → 스핑크스 자세 혹은 물개 자세 → 악어 자세 혹은 고양이 꼬리 자세 → 애벌레 자세

마지막 5분간 전굴 자세를 수련하는 숙면 요가 프로그램으로, 긴 시간 동안 상체를 굽혀서 부교감 신경이 우위가 될 수 있도록 하여 몸 안 곳곳의 긴장을 풀어줍니다.

동영상으로 취침 요가를 만나보세요!
위에서 소개한 일곱 가지 프로그램 외에도 자기 전에 수련하면 좋을 '호흡법'이나 '보디스캔 명상', 그리고 아침에 일어나 수련하면 좋을 '수리아 나마스카라'와 '상급자를 위한 취침 요가' 등을 소개합니다.

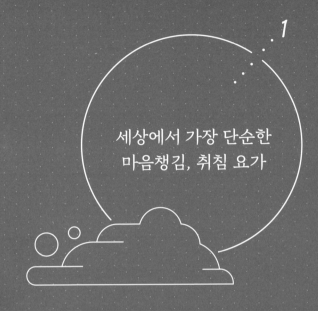

세상에서 가장 단순한
마음챙김, 취침 요가

1

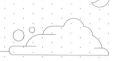

취침 요가란
요가와 마음챙김의 융합

취침 요가는 요가와 마음챙김의 융합이라고 볼 수 있습니다.

과도하게 활동한 나의 신체와 뇌를 이완하고, 평소에는 의식하지 못하는 영역을 활성화할 수 있도록 몸과 마음을 단련하는 일종의 셀프 케어입니다.

취침 요가는 하타 요가(한 자세씩 유지하는 방식의 요가) 자세 중에서도 정신을 깨우는 명상, 즉 '마음챙김'을 수련합니다. '신체'를 올곧게 정렬하여 '뇌'와 '마음'을 단련하는 것이죠.

요가라고 하면 몸을 움직여 어려운 동작을 자유자재로 완성하는 것을 떠올리기 쉬운데, 사실 요가 자세의 완성도는 그다지 중요하지 않습니다.

요가나 마음챙김에서 무엇보다 중요하게 생각하는 것은 단 한 가지뿐입니다.

있는 그대로의 자신을 바라보는 것.

화려한 동작을 뽐내는 것이 아니라, 요가 자세를 통해 '지금의 나 자신을 받아들이는 것(마음챙김)'이 가장 중요합니다.

☆ 지금 여기 = 순간순간 마음에 새겨두고 주의한다
☆ 조바심 내지 않는다 = 유쾌함이나 불쾌함, 좋거나 나쁘다는 평가나 판단을 하지 않는다
☆ 수용 = 부정도 긍정도 하지 않고 받아들인다
☆ 있는 그대로 받아들인다 = 사고 필터를 통하지 않고, 대상을 직접 자각한다

이러한 나 자신의 상태를 '유지'하는 것만으로도 '나를 깨우는 힘'이 고조되고, 몸과 마음이 안정됩니다. 반대로 자세를 유지하는 방법을 제대로 이해하지 못한 채 요가나 명상을 수련하면, 수련 시간이 고통스럽게 느껴질 수 있습니다.

요가를 통해 나 자신에 집중하고, 존재의 의미를 알아가는 것이 중요합니다. 그러나 요가를 '신체를 전보다 단단하게 만드는 것'이라고 생각한다면, 자세를 유지하다가 몸의 감각과 대립각을 세우게 됩니다. 좀 더 잘해보려고 애쓰다가 무의식중에 표면의 근육이 긴장하여 호흡이 가빠지는 경우도 종종 생기죠.

본래 몸이 유연한 사람과 뻣뻣한 사람 간에는 같은 자세를 수련하더라도 몸의 반응이 확연히 다르게 나타납니다. 자세에서 벗어난 뒤 느껴지는 반응이나 수련 후기도 다르고요.

이러한 이유로 이 책에서는 요가 자세의 '방법'을 전달하기보다는, 깊이 있는 요가 수련이 될 수 있도록 자세를 '유지(마음챙김)'하기 위한 마음가짐을 알아보고 설명해나가려고 합니다.

더불어 요가 수련은 어렵다는 선입견을 가진 분이나 자신은 몸이 뻣뻣하다고 생각하는 분들께 이 책을 꼭 추천하고 싶습니다.

무의식중에 몸과 마음에 남아 있는 잘못된 버릇을 찾아보고 자신의 감각을 제대로 마주하기 위해 노력하는 것만으로도, 요가에 대한 그릇된 오해가 풀리고 각각의 요가 자세를 심도 있게 수련할 수 있을 것입니다.

요가 자세가 완벽하게 되지 않더라고 괜찮습니다. 자세보다는 요가 수련을 하고 있는 자신의 감각에 집중하고, 있는 그대로 자신을 관찰해주세요. 호흡이 짧든 길든 상관없습니다. 호흡을 하는 동안 몸 안에 흐르는 각 기관의 감각을 느껴보는 것이 중요하니까요.

요가나 명상에서는 호흡을 독립된 하나의 수련 과제로 삼지만,

취침 요가에서는 동작을 취하면서 자신의 자연스러운 들숨과 날숨에 집중하는 것을 중시합니다.

따라서 취침 요가에서는 완벽한 자세에 집착하거나 무리하게 이완을 시도하지 않습니다. 정확한 호흡에 연연하거나 복식 호흡을 위해 배를 부풀리고 수축할 필요도 없습니다.

정확한 호흡을 해야 한다는 강박에 사로잡힌다면, 되레 몸의 감각들이 예민하게 반응해버릴 수도 있습니다. 호흡이 얕다면 얕은 대로, 또 깊은 호흡을 내쉬고 있다면 그 호흡에 그저 집중해주세요.

만일 자신의 수련 자세를 좋거나 나쁘다고 판단하고 있다면, 그 판단 또한 거두어둡니다.

각각의 자세가 완벽하지 않고, 요가를 하는 내내 집중력이 떨어지거나 완벽한 이완 자세를 취하지 못해도 상관없습니다. 지금 자신의 상태를 있는 그대로 충분히 느끼고 있는가를 가장 우선해주세요.

지금 자기 안에서 일어나고 있는 불쾌한 감각이나 감정 또한 그대로 느껴보세요. 그리고 그것들을 자신 안에서 위로하고 토닥여준다면, 결국에는 변화된 나를 마주하게 될 것입니다.

반복적으로 수련을 이어가는 동안 자신도 모르게 몸이 이완되고, 깊은 호흡을 할 수 있게 됩니다. 그리고 그동안 자신을 힘들게 했던 초조하고 불안한 마음에서 벗어나, 평온하고 초연한 마음가짐을 되찾게 될 것입니다.

바쁜 나날 속에서 잠시나마 자기 본연의 모습과 마주하는 습관을 들이는 것은, 자신의 몸과 마음을 올곧이 바라보는 관찰자 시점을 기르는 데 큰 도움이 됩니다.

지금 이 순간, 나 자신의 내면을 들여다보고 몸과 마음의 긴장감을 떨치는 것만으로도 체력이나 성격, 삶 전체가 더 나은 방향으로 변해갈 수 있습니다.

　몸과 마음, 그리고 의식이 밀접하게 연결된 자기 내면의 목소리를 들어보세요. 분명 지금보다 집중된 삶을 살아갈 힘이 되어줄 것입니다.

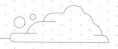

취침 요가는 쉽게 따라 할 수 있는 마음챙김 수련

취침 요가는 마음챙김을 수련하는 것과 같습니다. 마음챙김 명상은 가만히 앉아, 호흡을 통해 몸의 감각을 관찰하는 것입니다.

가능한 한 움직이지 않고, 어떠한 생각도 하지 않는 것이 명상의 기본입니다. 오롯이 자신의 의식에만 온 신경을 집중하는 것이죠. 그러나 명상 자세를 유지한 채 지속적으로 나 자신을 관찰하는 일은 생각 외로 힘이 듭니다. 실제로 명상 수련을 하다 보면, 다음과 같이 토로하시곤 합니다.

"가만히 앉아 있는 게 괴로웠어요."
"무릎이나 허리에 통증이 밀려왔어요. 또 몸이 간지러워서 긁고 싶은 충동에 시달렸고요."
"호흡이 깊게 쉬어지지 않았어요."
"온갖 잡념이 들어서 명상 수련에 집중할 수 없었어요."

초보자분들 중에는 오랜 시간 바른 자세로 앉아 있는 것이 고문당하는 것 같다고도 합니다. 기껏해야 몇 분에 불과한데 몸 이곳저곳이 쑤시고, 가렵고, 급기야 마음이 산란해져서 명상 수련이 어렵다고 말입니다.

취침 요가는 누구라도 간단하게 집중할 수 있는 명상입니다. 다만 몸과 마음의 준비가 되지 않은 채 수련 과정만을 쫓다 보면, 생각만큼 효과를 느끼지 못하는 경우도 종종 있습니다.

특히 평소에도 바짝 긴장하며 지내는 분이나 자신도 모르는 새에 부정적인 상념에 빠지는 분, 자신의 감정을 억누르려고 하는 분은 명상하는 시간이 괴롭게 느껴질 것입니다.

'지금까지 명상을 해왔지만 이렇다 할 효과가 없었다' '명상하는 시간이 너무 힘들다'라고 생각하는 분이라면, 취침 요가를 한번 시도해보세요.

일정 기간 지속적으로 수련하다 보면, 몸 안 깊숙한 곳의 긴장이 풀려 혈액 순환이나 마음의 이완이 올곧이 이뤄지게 될 것입니다. 그와 함께 명상에 적합한 체질로 바뀔 거고요.

또 요가 자세를 지속하며 향상된 신체 감각은 호흡 수련으로 얻어지는 효과보다 체감하기 쉽기 때문에 자신의 상태를 관측하는 데 용이합니다.

취침 요가는 서두르지 않고 천천히 시간을 늘려가며 여러 가지 동작을 통해 명상을 이어가게끔 유도합니다. 따라서 호흡 감각에 집중하지 못하는 분이나 가만히 앉아 있는 것을 힘겨워하시는 분들의 명상 수련에 도움을 줍니다.

취침 요가는 하나의 동작에 시간을 들여 천천히 수련하는 것을 기본으로 합니다. 그러므로 우리가 흔히 사용하지 않는 근육을 쓰거나 힘을 나눠 써서 몸을 늘여야 하는 다른 요가 수련법에 비해 초심자분들도 비교적 안정적으로 수련에 임할 수 있습니다. 보다 깊은 명상 수련을 하는 데에는 두말할 필요가 없고요.

온몸의 감각에 집중하고, 정성스러운 수련을 이어간다면 호흡도 자연스레 깊이를 더하게 됩니다. 몸과 마음은 이어져 있어서, 몸을 교정하면 호흡이 자연스러워지고 그만큼 마음이 안정됩니다. 그러니 취침 요가를 이어가다 보면 긴장하여 뻣뻣하게 굳어 있던 몸이 서서히 유연해지는 걸 느낄 수 있습니다. 체질이나 성격도 자연스레 긍정적으로 변해갈 테고요.

더불어 저의 집중 강좌에서는 한 시간 동안 요가 수련을 한

다음에는 반드시 명상을 하도록 합니다. 기업 연수 등에서는 시간상의 이유로 요가 자세를 배제한 채 명상 위주의 강연을 펼칠 때도 있습니다. 하지만 요가 수련을 하고 난 다음과 그렇지 않은 때의 명상의 깊이는 확연히 다릅니다. 실제로 다음과 같이 말씀하시는 분들이 종종 계십니다.

"가만히 앉아서 명상에 집중하는 것보다 요가와 명상을 동반했을 때 더 쉽게 명상에 집중할 수 있었어요."
"지금까지 명상 음악을 들으면서 정적으로 수련해왔는데, 요가 수련과 함께해보니 그 깊이가 전혀 달랐어요!"

명상 수련에 막 입문한 초심자분들이나 오랜 시간 명상 수련을 해온 숙련자분들 모두, 요가 수련으로 몸의 긴장을 풀어준 뒤에 명상을 하면 집중하는 게 더 쉬웠다고 입을 모읍니다. 그러니 명상 수련만으로 큰 효과를 누리지 못해 오래 지속하지 못했던 분들은 꼭 취침 요가를 시도해보시길 바랍니다. **요가 수련과 함께하는 것만으로도 보다 안정적이고 효과적인 명상을 체험하실 수 있을 것입니다.**

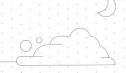

요가는 유행을 훌쩍 넘어섰습니다. 요가원이 지속적으로 늘어나면서 예전보다 요가 수련의 진입 장벽이 한층 낮아졌죠.

모델이나 연예인, 예술가, 운동선수들 중에는 보디 트레이닝을 목적으로 수련하는 경우도 있습니다. 신경과민이나 불면증에서부터 요통, 어깨 결림, 수족냉증 등의 체질 개선에 성공했다는 사례도 있습니다. 또한 누군가는 사람과의 관계 개선에 큰 효과를 봤다는 분도 있습니다. 이렇듯 요가 수련의 기대 효과는 그야말로 가지각색입니다.

여러분도 이 책에 소개된 '취침 요가'를 수련하다 보면 체질이나 자세가 눈에 띄게 변해가는 걸 느낄 것입니다.

꾸준히 요가 수련을 하다 보면 유연성이 좋아져 근육이나 어깨, 관절을 건강한 상태로 유지할 수 있습니다. 자세가 개선되고 혈액 순환을 촉진하죠. 그뿐만이 아닙니다. 마음이 안정되고, 스트레스 해소에도 탁월한 효과가 있습니다.

요가 수련을 하나의 습관으로 들이게 되면 신체뿐만 아니라 뇌에도 좋은 영향을 줍니다.

정기적으로 '지금 이 순간'의 나 자신과 신체와 호흡에 주의를 두고 수련을 하면, 차츰 뇌가 변하는 것을 느낄 수 있습니다. 두려움이나 불안을 느끼는 '편도체'가 비활성화 되고, 기쁨과 환희, 행복감 등의 긍정적인 사고나 감정을 다스리는 '좌전두엽'의 영역이 활성화됩니다.

즉 '취침 요가'를 수련하면, 신체가 유연해지고 막힌 혈관이나 신경계가 원활해질 뿐 아니라 스트레스에 강해지고 긍정적인 사고를 할 수 있게 도와줍니다.

☆ 몸과 마음이 안정되고 조화로워지며 유연해진다.

☆ 자율 신경계가 안정되고 호르몬이 균형을 이룬다.

☆ 타인에 대한 이해와 공감 능력이 향상된다.

☆ 지금 이 순간의 나 자신에 집중하게 된다.

☆ 스트레스가 줄어들고 감정의 전환이 빨라진다.

☆ 초조함이 누그러지고 평정심과 인내력이 높아진다.

☆ 뇌, 몸, 피부의 재생 능력과 자연 치유력이 좋아진다.

☆ 불면증이 개선되고 수면의 질이 높아진다.

☆ 자기 이해, 자기 통찰이 깊어진다.

☆ 집중력과 직관력, 창의력이 높아진다.

☆ 행복함과 감사함을 느낄 일이 많아진다.

☆ 살아가는 기쁨, 열정을 느낄 수 있게 된다.

☆ 자기 자신에 대한 믿음이 커진다.

☆ 인생의 의의와 목적이 분명해진다.

단, 이러한 변화는 '온전한 나를 깨달은' 결과로써 나타납니다. 그러니 수련하는 중에는 어떤 결과를 기대하기보다 지금 이 순간의 호흡이나 감각에 의식을 집중해봅니다.

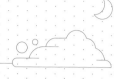
'요가가 뭔지는 알겠는데, 마음챙김이란 건 대체 뭘까?' 이렇게 생각하는 분들이 많을 텐데요, 마음챙김은 대체 무엇을 뜻하는 걸까요?

'마음챙김'이란 있는 그대로 자신의 몸과 마음을 자각하고, 지금 이 순간을 바로 보는 훈련이라고 말할 수 있습니다.

최근 몇 년 동안 미국의 유명 대기업 사원 연수에서도 명상이 도입되고, 국내 기업에서도 임직원들을 대상으로 한 명상 프로그램이 증가하고 있는 추세입니다. 명상이 이렇게까지 주목을 받는 이유는 무엇일까요?

☆ **몸과 마음의 건강 증진**

☆ **스트레스 경감 및 해소**

☆ **업무 생산성과 능률 향상**

☆ **이노베이션, 팀워크, 리더십 등의 강화**

☆ **기업 실적의 상승**

이러한 효과를 기대하고, 실제로도 효과를 본 기업이 있기 때문이라고 말할 수 있습니다.

마음챙김을
체험해봅시다

말로 설명하는 것보다 실제로 해보는 편이 훨씬 이해하기 쉬울 겁니다. 지금부터는 마음챙김이란 무엇인지, 체험을 통해 알아봅시다.

우선 이 책에서 잠시 손을 놓고, 밖에서 들려오는 소리에 온 신경을 집중해보세요.

어떤 소리가 들려오나요?
  새소리, 자동차 소리, 에어컨이나 전자 제품의 소리….
  아주 미세한 소리도 들리나요?
  주변 소리에 의식을 집중하고, 여간해선 들리지 않았던 아주 미세한 소리에도 귀를 기울여봅니다.

이번에는 몸 안에서 일어나는 소리에 주의를 기울여보세요.

숨소리가 분명하게 들리나요?

　몸으로 자신의 숨소리를 확인해보세요.

　지금 숨을 쉬고 있는 행위를 확실히 느낄 수 있나요?

　조금 전과 비교하여 지금의 숨소리는 어떤가요?

　숨을 들이마시고 있나요, 내뱉고 있나요?

　얕은 숨인가요, 깊은숨인가요?

이것이 바로 '자각'입니다. 몸 안의 소리에 귀를 기울이고 자신의 호흡을 바로 보게 되면, 지금까지 알아채지 못한 호흡의 감각을 의식할 수 있습니다. 숨을 들이쉴 때는 들이쉬는 것에 집중하고, 내쉴 때는 내쉬는 것에 집중합니다.

호흡에 주의를 기울이는 나는 '지금 이 순간'에 있습니다. 그것이 단 1초라 하더라도, 나는 지금 이 순간에 있습니다.

이처럼 지금 이 순간 내쉬는 호흡이나 몸 안에서 일어나고 있는 감각에 집중하는 것이 바로 명상입니다. 책에서는 소리와 호흡을 예로 들었지만, 실제로 수련할 때는 자신의 오감을 응용할 수 있습니다. 마음챙김은 '지금 여기'를 느낄 수 있는 정도를 키우는 마음과 뇌의 훈련이라고도 말할 수 있습니다. 지금 이 순간의 호흡을 맛보는 것으로 몸과 마음이 하나가 되고, 내면의 조화와 평온함을 느낄 수 있습니다.

일반인의 90퍼센트는
하루에 반나절 이상 멍한 상태에 빠진다

그러나 실제로 명상을 수련해보면, 지금 이 순간에 집중하는 것이 만만치 않다는 걸 알 수 있습니다. 지금 이 순간의 호흡에만 집중해보려고 해도 무의식중에 다른 생각을 하고 있는 경우가 종종 있습니다. 마음속 생각이 자신도 모르는 사이에 이곳이 아닌 다른 곳으로 뻗쳐나가 잡념에 빠진 나자신을 발견하게 되는 것이죠.

이렇듯 자신이 마음먹은 대로 이뤄지지 않는 무의식 상태를 '마음 이탈' 혹은 '자동조종 상태'라고 합니다.

최근 한 연구 결과에 따르면, 현대인은 하루 중 약 47퍼센트의 시간을 마음이 이탈된 채 보낸다고 합니다.

혹시 여러분도 마음이 이탈된 상태로 멍하니 하루를 보내고 있지는 않나요?

☆ 스마트폰을 손에서 떼지 못하고 있다

☆ 일에 집중하지 못하는 때가 많다

☆ 쓸데없는 망상에 빠지기 일쑤다

☆ 기분 나쁜 생각을 자주 떠올린다

☆ 일어나지 않는 미래에 막연한 불안과 두려움을 느낀다

☆ 요즘 그 어떠한 일에도 감정이 움직이지 않는다

혼자서 끙끙 앓아봐야 아무 소용도 없는 일로 고민하고, 불안하고 초조해질 만한 일을 수시로 떠올리며, 무의식중에 스마트폰을 만지작거리고 있다면, 그 누구든 이런 상태에 빠질 수 있습니다.

마음이 붕 뜬 상태가 하루 대부분의 시간을 차지한다면 어떨까요? 업무 집중력이 떨어지고, 뇌와 마음에는 스트레스가 쌓이게 될 것입니다.

머릿속에 잡념이 가득 차게 되면, 서서히 '지금 이 순간'에서 멀어지게 됩니다. 자신의 장래가 불안해지고 과거에 연연하고 후회하는 일이 늘어나니, 마음은 늘 안절부절못하는 상태가 되어버리고요.

실제로 유럽과 미국의 최신 연구 결과에 따르면, 마음이 이탈된 자동조종 상태가 이어지면 '감동'이나 '행복'을 느끼기 어렵다고 합니다. 그러한 자동조종 상태에서 벗어나기 위한 수련이 바로 마음챙김입니다.

마음챙김과 요가의
시너지 효과

미국 하버드대학의 정신과 의사인 존 데닝어John Denninger
박사 팀에서는 요가와 명상의 효과를 측정하기 위해 5년간
추적 연구를 진행했습니다. 그리고 미국 의학지에 연구 과
정과 결과를 발표했습니다. 그들은 만성 스트레스로 고통
을 호소하는 210명의 피험자들을 다음의 세 가지 그룹으로
나눴습니다.

　　☆ 요가와 명상을 함께 수련하는 그룹
　　☆ 명상만 수련하는 그룹
　　☆ 스트레스 대처법을 녹음한 설명을 듣기만 하는 그룹

각 70명으로 이뤄진 세 개의 그룹은 6개월간 매주 한 차례
씩 만나 혈액을 체취해 유전자 분석을 하고, MRI로 스트레
스 유전자 변화 추이를 살펴보는 추적 검사를 실시했습니다.

그 결과, 요가와 명상을 동반한 피험자들의 스트레스 유전
자가 현저하게 감소된 것을 알 수 있었습니다.
　데닝어 박사는 "실제로 명상과 요가는 의학적 효과가 있
으며, 뇌뿐만 아니라 신체 전반으로 큰 영향을 미치고 있

다"고 발표했습니다.

지금까지 요가와 명상의 효과에 대한 연구는 설문조사나 심박수와 혈압 등의 측정에 기대고 있었습니다. 그러나 이 연구팀은 혈액검사에 의한 유전자 분석이나 MRI 등을 이용한 최신 연구를 진행함으로써 뇌와 유전자의 구조도 변화시킬 수 있다는 것을 밝혀내었죠.

스트레스에 관한 지식이나 명상 수련만으로는 만성적인 스트레스를 느끼고 있는 피험자들에게 큰 도움이 되지 못했습니다. 반면, 요가와 명상 수련을 동반했던 피험자들은 비약적인 효과를 누릴 수 있었습니다.

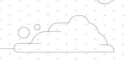

가장 중요한 것은 흐름, 순환에 집중하자

요가를 몸의 움직임이 중요한 '트레이닝'이라고 생각하기 쉬운데, 그보다는 자신의 본질(의식이나 정신)에 집중하기 위한 것입니다. 아쉬탕가 요가의 창시자인 스리 K. 파타비 조이스Sri K. Pattabhi Jois는 이렇게 말했습니다.

"요가는 내면을 정화하는 것으로, 육체를 단련하는 훈련이 아니다. 요가는 나 자신을 바로 볼 수 있게 해주는 수련이다."

취침 요가를 포함한 모든 요가에서는 자세를 멋지게 취하는 것을 목적으로 수련하지 않습니다. 요가의 목적은 자신의 내면 깊은 곳을 바라보고, 본래의 자신에게 돌아가는 길을 여는 것입니다. 자신의 영혼이 마음과 이어질 수 있게 준비하면서, 먼저 자신의 몸과 호흡을 연결해줍니다. 느긋하게 호흡을 관찰하고 의식적으로 몸의 수축과 이완을 번갈아 하면서 자율 신경계가 원만한 활동을 할 수 있게끔 도와주면, 온화하고 안정된 상태로 나 자신을 되돌릴 수 있습니다.

요가를 하고 나면 피로감이 사라지고 컨디션이 한층 좋아진 느낌이 드는데, 이는 몸이 올바른 순환을 이뤘기 때문입니다. 기운이 순환되고 몸 안 세포가 활성화되면, 자연 치유력이 높아져서 건강을 유지할 수 있습니다. 또한 긍정적인 사고를 하게 되고, 조화로움이나 일체감 등도 느낄 수 있게 됩니다.

반대로 몸과 마음이 계속 긴장하면, 순환이 막혀 심리적으로 불안해지고, 머릿속에는 부정적인 사고가 뒤엉켜 건강했던 본래의 자신을 잃어갑니다.

어릴 때는 누구나 몸이 유연하지만, 10대쯤부터는 서서히 몸이 뻣뻣해집니다. 그러다 사회에 나오면 응당 해야 할 일들이 늘어나면서 과로나 스트레스, 여러 상념이 축적되어 몸은 점점 긴장하고 굳어갑니다.

강의 흐름을 억지로 막아버리면 물이 썩어 고이듯이, 혈류가 막히면 혈액이 응고되어 여기저기 아픈 곳이 많아집니다. 또 스트레스가 쌓이고, 감정 조절도 어려워집니다. 몸도 뻣뻣하게 굳어 심신이 피로한 나날이 이어지지요.

젊고 건강한 몸과 마음을 유지하기 위해서라도 정기적으로 몸과 마음을 보살펴주어야 합니다. 요가와 명상으로 쌓인 피로와 스트레스를 해소하고, 에너지의 흐름을 막은 댐의 문을 활짝 열어주는 것이 중요합니다.

자연스러운 순환이 꽉 막힌다면 어떤 느낌이 들까요?

숨을 참고 그 느낌을 느껴보세요.

우선 최대한 숨을 크게 들이마십니다. 그리고 들이마신 숨을 내뱉지 않은 채 꾹 참아보세요.

어떻습니까?

내보내야 하는 것을 억지로 막았을 때, 어떠한 기분이 들었나요?

이번에는 반대로 최대한 크게 숨을 내쉽니다. 끝까지 숨을 다 내뱉어 폐 속 공기가 완전히 사라진 상태에서 숨을 멈춰보세요.

어떻습니까?

내 몸에 꼭 필요한 것을 받아들이지 않았을 때, 어떠한 기분이 들었나요?

자, 이제 각자 편안하게 본인의 호흡으로 돌아가보세요.

내뱉어야 할 것을 무리하게 집어삼키면, 고통스럽다는 걸 느끼게 됩니다. 반대로 자신이 필요한 것을 받아들이지 못하면, 그건 그것대로 고통스럽습니다. 이것이 바로 순환을 막는 상태인 것입니다. 자연스러운 흐름을 막아버리면, 고통과 함께 긴장감이 생깁니다. 흐름을 계속해서 막아버리면, 호흡하는 것이 고통스러워지고 마음이 불안정해집니다.

인간은 호흡을 통해 내면과 내 주위의 에너지를 순환해갑니다. 들이쉬고 내쉬기, 이 한 번의 호흡으로 10^{28}에 해당하는 원자를 바깥세상과 교환한다고 합니다. 들이쉬는 숨과 내쉬는 숨의 흐름을 막으면 힘겨워지는 것처럼, 감정이나 애정, 돈의 흐름을 막아버린다면 그 또한 살아가는 데 힘겨운 일일 겁니다.

요가란 자신 안의 균형을 찾아가는 것입니다. 어느 한쪽으로 치우쳐서 왜곡된 삶을 살지 않도록, 줄 위에 선 곡예사처럼 삶의 균형을 찾아보세요.

내 안에 들어오는 것을 환영하고, 나가는 것에 해방감을 주는 것만으로도 에너지는 순환될 것입니다. 정체되어 막힌 곳을 해소하면 자연스럽고 편한 느낌으로 다가오게 될 테니까요. 나이 듦에 따라 피로나 감정, 생각의 골이 깊어지고 축적되어 어린아이와 같은 단순함과 유연함을 잃어갑니다. 자신도 모르는 새에 짊어지고 있는 삶의 무게를 벗어던지면 자신에게 가장 소중한 것, 본질만이 남게 됩니다.

지금 나 자신에게 필요 없는 것(스트레스, 긴장, 독소)은 버리고, 몸과 마음을 정화하여 자신에게 필요한 것(생명력, 에너지, 영양)을 불어넣어주세요. 그러면 몸과 마음이 조화를 이루고 내면의 행복과 평화에 닿게 될 것입니다.

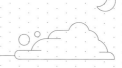

양요가와 인요가는 무엇이 다를까?

일정한 자세를 유지하며 수련하는 요가를 '하타 요가'라고 합니다. 하타 요가의 주된 목적은 자세를 바로 정렬하여 몸을 완전하게 하는 것입니다. 즉 명상의 준비 단계로서 몸 안에 흐르는 기운의 흐름을 정리하는 것입니다.

하타 요가는 크게 '양陽요가'와 '인陰요가'로 나눌 수 있습니다.
'양요가'는 활동적인 요소를 가진 요가입니다. 유연성이나 근력 등 체력 단련을 촉진하는 동작이 주를 이루고 운동량도 많기 때문에, 심신 에너지가 높아지고 긍정적인 에너지가 발산되는 요가입니다.

반면 취침 요가의 기본이 되는 '인요가'는 활동량이 적은 느슨한 요가입니다. **인요가는 앉은 자세, 바닥에 등을 대고 바르게 눕거나 엎드린 자세로 수련합니다.** 특히 뭉치기 쉬운 고관절이나 척추, 견갑골 주변의 결합 조직, 관절을 이완하는 것에 집중합니다. 엎드리거나 누워서도 수련할 수 있는 인요가는 자기 전이나 아침에 일어난 직후에 수련하기 적합하고, 명상에 들어가기 쉬운 정적인 요가라고 할 수 있습니다.

인요가의 가장 큰 특징은 하나의 동작을 유지하는 시간이 길다는 점입니다. 3~5분간 같은 자세를 유지하는 인요가는 어지간한 수련으로는 이완되지 않는 몸의 깊숙한 부분(결합 조직이나 관절) 등을 이완할 수 있습니다. 또한 멈추어 있는 시간이 길다 보니 몸의 감각이나 호흡을 관찰하기 쉽고, 명상하듯이 동작을 이어갈 수도 있죠.

평소 바쁜 업무로 활동량이 많은 분께는 인요가를 추천합니다. 일상에서 바삐 움직이는 분들이 양요가 수련에 매진하게 되면, 되레 쉽게 피로해질 수 있기 때문입니다.

반대로 평소 운동이 부족한 분들, 체력을 키워야 하는 분이나 활동적인 도전을 원하시는 분들께는 양요가를 추천합니다.

중요한 건 음양의 조화입니다. 음과 양, 그 어느 것에도 편중되지 않고, 각각이 부족함 없이 조화를 이루는 것이 중요합니다.

밤에는 인요가,
아침에는 양요가

이 책의 70퍼센트는 밤에 수련하는 인요가를 소개하고, 나머지 30퍼센트는 아침에 수련하는 양요가를 소개합니다.

양요가는 움직임이 많아 근육, 특히 속근육의 움직임을 꾀해 에너지를 상승시키고, 몸과 마음에 활기를 부여하도록 유도합니다. 또한 몸 안에 열기를 불어넣어 자세가 좋아지고, 긍정적인 활기로 가득 찬 마음 상태로 만들어줍니다. **특히 아침에 일어나 양요가를 수련하면 건강에 큰 도움이 될 것입니다.**

한편 인요가는 몸 안 깊숙한 곳의 근육이나 관절을 이완해줍니다. 가능한 한 근육에 힘을 뺌으로써 좀 더 몸 안 깊은 곳에 숨어 있는 힘줄이나 인대, 근막 등 결합 조직을 단련하는 데 큰 도움을 줍니다. 또한 피로가 쌓인 몸과 마음을 이완하고, 부교감 신경이 우위가 되도록 긴장을 풀어 편안히 쉴 수 있게 도와줍니다. 따라서 **자기 전 몸과 마음이 편안한 상태로 눕고 싶을 때는 인요가를 추천합니다. 특히 자기 전에 인요가를 수련하면 숙면을 취할 수 있습니다.**

몸의 컨디션이나 수련하는 시간 등을 고려하여 요가의 수련 방법을 달리하는 것만으로도 그 효과는 크게 달라집니다. 앞으로 소개하는 각각의 요가 자세를 살펴보고, 자신의 상태에 맞는 걸 골라서 수련해보세요. 본인의 체질이나 나이, 요가를 수련해본 경험치에 따라 동작들을 응용하여 수련할 필요가 있을지도 모릅니다.

본래 요가는 인도의 정신 수양법입니다. 현대 사회의 라이프 스타일이나 가치관, 식습관을 유지한 채 급작스럽게 인도의 전통 스타일을 고수하거나 요가의 바른 동작만을 추구한다면, 본인에게는 큰 부담으로 다가올 수 있습니다. 수련 자체가 고행으로 느껴질 수도 있고요. 그러니 실제로 수련을 해보고, 직접 겪은 것을 바탕으로 스스로에게 맞는 요가를 찾아보세요.

과하게 몸을 사용하다 보면, 오히려 몸에 무리를 주어 부상을 입을 수도 있습니다. 몸의 소리에 귀를 기울이고, 자신의 몸 상태에 맞는 연습과 동작들을 골라 수련해보세요.

주변 사람들과 비교하거나 이상적인 바른 자세를 구현하기 위해 자신을 다그치지 말고, 스스로 느끼고 있는 이 순간을 소중하게 여겨주세요.

만일 요가를 하고 나서 삶의 활력이 생기고 유연한 사고를 통해 행복하다고 느낄 수 있게 된다면, 그 수련법이야말로 최적의 요가 수련법입니다. 반대로 요가를 하고 나서도 몸이 찌뿌둥하고 마음이 괴롭다면, 그건 자신과 맞지 않는 요가 수련법이거나 요가 자세를 대하는 '마음가짐'이 잘못되었기 때문일 수도 있습니다.

요가 자세에 연연하거나 정확하고 아름답게 표현하는 것에 신경 쓸 필요는 없습니다. 주변 사람과 비교하여 낙담하거나 열등감에 사로잡힌다면, 그 마음에서 벗어나려고 노력해주세요.

요가 수련에서 가장 중요한 것은 자기 자신과 친밀해지는 시간을 갖는 것입니다. 세상에 둘도 없는 나의 몸에 온 마음을 다해 집중해주세요. 스스로 인정할 수 없더라도, 부드럽고 다정한 눈길로 자신의 본모습을 바라봐주세요.

이렇다 할 능력이 없다는 부정적인 생각으로 가득 차 있더라도, 있는 그대로 받아들이고 인정하고 보듬어주세요. 그것만으로도 남은 인생을 유연하게 대처할 힘이 생기고, 마음의 그릇 또한 그만큼 더 커지게 될 것입니다.

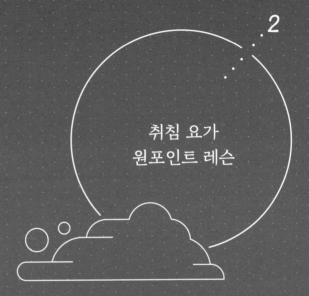

취침 요가
원포인트 레슨

2

취침 요가의
3단계

취침 요가의 수련에 앞서, 먼저 명상의 기본에 대해 이야기하겠습니다. **명상의 목적은 마음을 컨트롤하고, 마음가짐을 정화하는 것입니다.** 그러나 마음은 동요하기 쉽고, 다스리기도 생각만큼 쉽지 않죠.

마음을 직접 컨트롤하는 것은 어렵지만, 몸은 그에 비해 수월한 편입니다.

우리의 몸과 마음은 이어져 있기 때문에 마음이 변하면 몸도 변하고, 몸이 변하면 마음가짐도 달라지게 마련입니다. 그러므로 마음의 정화를 위해서는 우선적으로 몸의 정렬을 바로 세우는 것이 중요합니다.

☆ **몸 조절 = 자세를 올곧게 한다**
☆ **호흡 조절 = 호흡을 일정하게 유지한다**
☆ **마음 조절 = 마음을 다스린다**

명상은 이 세 가지 단계를 통해 진행합니다.

현대인의 일상 속에서 컴퓨터나 스마트폰은 꼭 필요한 존재입니다. 하지만 지나치게 오랜 시간을 사용하다 보니 자세가 흐트러지고, 호흡은 얕아집니다. 이 때문에 명상의 준비 단계로 요가 수련을 함으로써, 호흡을 일정하게 유지하고 자세를 올곧이 할 필요가 있습니다.

근육의 수축과 이완을 반복하다 보면, 몸 안의 에너지와 혈액, 수분의 순환이 이루어져 몸 곳곳에 나타나던 통증이나 붓기가 사라집니다. 그렇게 되면 자연스레 깊은 호흡으로 이어지고 마음의 안정을 취할 수 있게 됩니다.

요가를 꾸준히 수련하는 것만으로도 무의식중의 긴장을 늦추고 긴장했음을 스스로 알아차려 완화할 수 있습니다. 자세와 호흡, 몸을 사용하는 법도 차츰 바뀌어갑니다.

정기적으로 '몸'과 '호흡'을 고르게 하는 시간을 갖는 것만으로 만성적인 부조화가 개선됩니다. '마음'이 안정되고, 일상생활에서도 '지금 이 순간을 살아가는 나'에 집중할 수 있게 되지요.

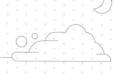

취침 요가를 시작하기 전 단계로, 호흡 명상에 대해 이야기
하겠습니다.

**호흡 명상은 나 자신의 호흡에 몰두하여 수련하는, 이른바
'집중력 훈련'입니다. 마음챙김 명상에서 가장 기본으로 삼
는 수련이기도 하고요.** 호흡 명상이 원만해지면, 취침 요가
의 자세가 훨씬 수월해집니다. 또한 자신의 호흡만으로 온
몸에 전해지는 감각을 보다 면밀하게 느껴볼 수 있고, 다음
동작으로도 훨씬 유연하게 이어집니다.

호흡 명상에서 중요한 것은 '지금 이 순간'에 모든 의식을
집중하고, 자신의 마음속에서 틀어진 걸 포착하는 것입니
다. **지금 이 순간 자신의 본모습을 바라보기 위해 호흡으로써
일어나는 몸의 감각을 느껴봅니다.**

보통 사람들은 호흡에 큰 의미를 부여하지 않습니다. 숨
을 들이쉬고 내쉬는 걸 너무나도 당연하게 받아들이고, 지
금 내가 숨을 쉬고 있다는 사실조차 신경 쓰지 않습니다.

하지만 마음챙김에서는 무의식중에 하는 호흡을 매우 중요하게 여깁니다. 실제로 호흡은 우리가 살아가는 데 꼭 필요한 신체 기능 중 하나입니다. 지금 이 순간에도 호흡을 통해 산소와 생명 에너지를 받아들이고, 이산화탄소와 노폐물을 배출하는 일을 반복하고 있으니까요.

수십 년에 걸쳐 쉼 없이 반복하고 있는 호흡을 태어나 처음 마주하는 듯한 대상으로 바라보는 것이 바로 마음챙김의 참뜻입니다.

지금 여러분은 어떤 숨을 쉬고 있습니까? 숨을 들이쉬고 내쉬는 것을 느끼고 있나요?

배꼽 안쪽으로 의식을 모아봅니다. 숨을 깊이 들이쉴 때 배가 크게 부풀어오르고, 숨을 내쉴 때는 배가 푹 꺼집니다. 숨을 쉴 때 변화하는 몸을 가만히 바라봅니다.

이것이 바로 마음챙김의 기본, '호흡 명상'입니다.

처음에는, 1분이든 3분이든 수련 시간에 연연해하지 않도록 합니다. 호흡하며 '멍하니' 있는 것이 아니라, 정신을 집중하여 분명하고 확실하게 들이쉬고 내쉬는 숨을 관찰해 갑니다.

내면을 단련하기 위해서는 자신의 호흡에 의식을 집중하여 정성을 다해 들이쉬고 내쉬는 것이 중요합니다. 그렇다고 호흡에 의식을 집중하기 위해 일부러 크게 숨을 들이쉬고, 무리하게 배를 크게 부풀릴 필요는 없습니다. 호흡이 얕다면 얕은 호흡에 집중하고, 호흡이 길게 늘어진다면 그 느린 호흡에 의식을 모아봅니다. 호흡 명상에서 무엇보다 중요한 것은 자연스러운 자신의 호흡을 관찰하는 것이니까요.

마음을 비우기 위한 노력을 할 필요도 없습니다. 그저 호흡을 하고 있다는 행위를 관찰해보세요.

지속적으로 마음을 자각하기 위한 기술로 '구분 짓기 Labeling'라는 것이 있습니다. 이는 감각을 언어로 확인하는 기술입니다. 가령 호흡을 구분 지을 경우에는 호흡을 하는 동안 배의 움직임이 커지고 작아지는 것을 바라보면서, 이를 구령으로써 확인하는 것이지요.

들이쉬고, 내쉬고.
들이쉬고, 내쉬고.
들이쉬고, 내쉬고.

구령 소리에 맞춰 호흡 명상에 집중하며 자신의 마음속을 들여다보세요.

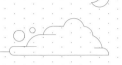

잡념에 맞서는 법

명상에 집중하지 못하는 가장 큰 원인은 무의식중에 떠다니는 '잡념' 때문입니다. 현대인은 하루 종일 자신의 의지와는 상관없이 6만여 가지의 잡념에 빠진다고 합니다. 잡념 중에는 부정적인 것이 많고, 80퍼센트 이상은 습관적으로 으레 떠올리는 것들입니다.

우리는 매일 정보의 홍수 속에 살면서 너무 많은 생각을 하며 지냅니다. 그래서인지 호흡에 집중하려 해도 잡념이 꼬리에 꼬리를 물고 계속 이어집니다. 마음속으로는 과거와 현재의 과오를 쫓아 떠다니고요.

"오늘 그 일을 마무리했어야 했는데!"
"어제 그 건은 어떻게 되었으려나?"

미래의 걱정, 당장 해야 할 일들로 빚어지는 불안과 고민, 이미 지나간 과거의 기억이 차례로 떠오릅니다. 그러한 잡넘이 떠나지 않는 상태가 계속되면, 아무리 명상하려 해도 머릿속에 맴도는 자신의 근심 어린 목소리를 외면할 수 없게 됩니다. 그야말로 우리 현대인들은 **잡념 중독 상태**라고 말할 수 있습니다.

평소 우리는 잡념에 꽤나 관대한 편입니다. 아니, 잡념을 하고 있다는 자각조차 하지 못할 때도 많죠. 어지러운 일을 생각할 때도 우리는 그 '일'이나 '상황'에 몰입하여 '잡념'과 나를 '일원화'하기 일쑤입니다.

마음챙김은 이러한 잡념에 거리를 두고 '탈동일화 脫同一化'를 하는데, 다시 말해 나와 생각의 거리 두기 연습이라고 할 수 있습니다.

마음챙김의 기본이 되는 요가나 불교에서는 고통의 근본 원인(무지)을 잡념과 감정과 자신을 한데 모아 나 자신이라고 여기는 것이라고 말합니다. 그래서 이러한 '잡념은 나쁜 것'이라고 생각하기 쉽지만, 사실 그 잡념 자체가 나쁘다고 할 수는 없습니다.

잡념이 문제가 있다고 오해하여 그만 생각하려고 하거나 머릿속에서 지워버리려고 하거나 좋은 것만 생각하려고 애쓰면 되레 명상을 이어가기 어려워지니까요.

문제는 잡념 자체를 나 자신과 동일시하여 '자신 = 잡념'이라고 생각하는 자세입니다. 마음이 번다한 상태에서는 머릿속에서 일어나는 온갖 사건 사고에 자신을 이입합니다. 무의식중에 끊임없이 나와 연관 짓기 때문이죠. 따라서 지금 머릿속에 떠오른 것을 바라보고 자각하며 그것에 의식을 두는 것만으로도 충분합니다.

만일 잡념에 빠져 있는 자신을 바라보게 되더라도 그러한 자신을 원망하지 않습니다. 그 또한 알아차리고 받아들이는 자세가 중요합니다.

　망상으로부터 번쩍 눈을 뜨고, 지금 자신이 존재하고 있는 현실과 호흡의 감각에 다시금 의식을 돌려보세요. 그것만으로도 머릿속에 가득 찼던 잡념의 먹구름이 서서히 걷힐 것입니다.

불쾌함에 맞서는 법

명상 중에 일어나는 불쾌한 감각에 대처하는 방법은 취침 요가 수련 중 느끼는 불편함에 맞서는 것과 일맥상통합니다. 가만히 앉아 있으면, 다리에 쥐가 나고 허리가 뻐근해 집니다. 경우에 따라서는 가려움을 동반한 불쾌함에 짜증이 올라와서 수련에 집중하기 어려운 상태에 빠지고요.

이런 불쾌함에 맞서는 법은 크게 두 가지가 있습니다.

☆ **움직이지 않는다**
☆ **의식적으로 움직인다**

보통 가려움을 느끼면 자신도 모르는 새에 그 부위를 박박 긁어댈 겁니다. 다리에 쥐가 나거나 뻐근하면 그 불편한 기분이 가시도록 몸이 먼저 반응하여 움직이겠죠. 그러나 마음챙김 명상에서는 자동조절 모드로써 바로 반응하지 않고, 그 감각을 관찰합니다. 또한 움직일 경우에도 의식적으로 움직일 수 있게끔 유도합니다.

그 불편하고 불쾌한 감각에 맞서는 순서는 이렇습니다. 먼저 불편하고 불쾌한 감각에 반응하는 나 자신을 지그시 바라봅니다. 그러고 나서 감각에 조건 반사적으로 반응하게 되면, 마음속에서 일시 정지 버튼을 누른 뒤 감각과 그 감각에 대처하는 자신을 바라봅니다. 이때 중요한 것은 그 불편하고 불쾌한 감각과 거리를 두어 탈동일화하는 것입니다.

나는 몸이 불편하다   〔불편함〕 = 〔나〕
몸의 불편한 부분을 의식한다 〔불편함〕 ≠ 〔나〕

이런 경우에 '불편함'이나 '움직이고 싶은 충동'을 의식합니다. 만일 '혐오감'이 들면, 불편한 감각이나 움직이려는 충동에 대한 '혐오감'을 바라보는 겁니다.

'아, 짜증나!' '빨리 이 불편한 기분을 떨치고 싶어!'와 같은 생각이 들면 '~라고 생각했다'고 알아차려보세요.

평소 불편하고 불쾌한 감정에 동요하는 나 자신을 객관적으로 관찰하는 것 또한 마음챙김입니다.

다음으로, 느끼고 있는 것을 가능한 한 있는 그대로 받아들여보세요. 있는 그대로 받아들인다는 것은 이렇게 표현할 수 있습니다.

= 자신이 겪는 불편하고 불쾌한 감각을 외면하지 않는다

= 의식적으로 자신의 감각을 바꾸려 들지 않는다

= 마음의 문을 활짝 열어두고 느껴본다

밀려오는 신체적 고통에 '짜증난다'고 투덜댄다면, 고통은 더해질 뿐입니다. 있는 그대로의 감각을 수용하는 것만으로도 불쾌한 감각을 해소해가는 과정이 되고, 심리적 고통 (2차 고통)이 완화됩니다.

몸을 움직일 때는 천천히 자신의 모든 감각에 두루 신경을 써봅니다. 몸을 움직일 때의 감각, 움직인 다음의 감각, 마음의 변화와 움직임의 여운까지 관찰해갑니다.

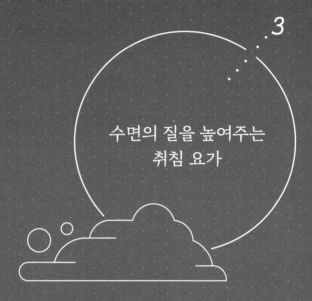

3

수면의 질을 높여주는
취침 요가

잠들기 전 '요가 × 명상'으로
수면의 질을 높인다

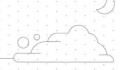

'요즘 들어 잠자리가 불편하다'

'얕은 잠을 자고, 자다가 깨는 경우가 많다'

'휴일에는 잠에 취해 오래도록 누워 있다'

'평일과 휴일, 아침에 일어나는 시간의 차이가 크다'

위에서 제시한 내용에 공감하십니까? 이렇게 불규칙한 생활이 이어지다 보면 다음과 같은 문제점이 발생합니다.

☆ **업무 중에 실수를 연발한다**

☆ **집안일에 시간이 걸린다**

☆ **쉽게 피로해진다**

☆ **감정 기복이 커진다**

☆ **체력이 크게 떨어진다**

자신의 상태가 위에서 언급한 문제점에 해당된다면, '수면 부채'가 쌓인 건지도 모릅니다.

하루 이틀 수면이 부족한 상태가 지속되면, 그것만큼 몸에 무리를 주는 일도 없습니다. 만성적인 수면 부족은 빚이 쌓이는 것처럼 피로를 축적해갑니다.

최근 수면 전문가들은 이러한 축적된 수면 부족 상태를 '수면 부채'라고 부르면서, 그에 대한 처방이 시급하다고 지적합니다.

수면 부채가 쌓이면, 자신도 모르는 새에 업무나 집안일의 능률이 떨어집니다. 목숨과 결부되는 병에 걸릴 위험도 커질 가능성이 있습니다.

수면 부채로 뇌 기능이 저하되면, 쉽게 피로감을 느끼고 불안과 초조함을 느끼기 쉽습니다. 마음의 동요가 커질수록 주의가 산만해지는 것은 당연한 결과고요.

수면 부채는 암이나 당뇨병, 심근 경색 등 생명을 위협하는 질병과 매우 큰 관련이 있습니다. 일본 도호쿠대학 연구진은 여성 2만 3,995명을 7년간 추적 검사하여 수면 시간과 유방암 발병의 상관관계를 알아보았습니다. 그 결과, 평균 수면 시간이 여섯 시간 이하인 사람은 일곱 시간을 잔 사람보다 유방암에 걸릴 위험도가 약 1.6배 높은 것으로 밝혀졌습니다. 치매에 걸릴 확률은 그보다 더 크다는 걸 알 수 있었고요.

미국 스탠포드대학의 수면생체리듬연구소의 니시노 세이지 소장은 쥐 실험을 통해 수면 중 아밀로이드베타가 감소한다는 사실을 알아냈습니다. 노인성 치매나 알츠하이머의 원인 물질로 알려진 아밀로이드베타는 발병되기 20~30년 전부터 축적됩니다. 수면 시간을 철저하게 지키는 것만으로도 아밀로이드베타의 배출을 유도할 수 있습니다. 그러나 혈기왕성한 젊은 날의 치기로 수면 부채를 쌓으면, 수십 년 뒤 치매에 걸릴 위험은 그만큼 커지게 됩니다.

또한 워싱턴주립대학에서 진행한 수면 시간과 주의력, 집중력의 관계성 실험도 꽤나 흥미로운 결과를 내놓았습니다. 이 실험은 밤을 꼬박 샌 그룹과 여섯 시간 잠을 잔 그룹으로 나눠서 진행했습니다. 밤을 샌 그룹은 첫째 날부터 둘째 날로 넘어가는 동안 일의 능률이 확연히 떨어지고, 뇌의 움직임이 급격하게 저하되는 것을 알 수 있었습니다. 반면 여섯 시간 잠을 잔 그룹은 첫째 날과 둘째 날은 무난하게 넘어가는 듯했으나, 셋째 날부터 서서히 체력이 떨어지기 시작했습니다. 그로부터 2주가 지난 뒤에는 꼬박 밤을 샌 그룹과 같은 상태가 되었습니다. 그러나 놀라운 점은 여섯 시간 잠을 잔 그룹에 속한 대부분의 사람들은 스스로 능률이 떨어지고 있다는 것을 실감하지 못했다는 점입니다. 즉 수면 부채가 쌓이면 자각 증세가 없는 채로 뇌의 기능이 저하되어간다는 것입니다.

최근 들어 '일의 능률이 떨어졌다'든가 '머리가 멍하거나 졸음이 쏟아지고 실수가 잦아졌다'고 느끼고 있다면, 수면 부채로 뇌 기능이 저하되고 있는 것이 원인인지도 모릅니다.

이대로 수면 부채가 더해진다면, 크고 작은 질병이나 치매에 걸릴 위험이 커질 뿐만 아니라 교통사고와 같은 갑작스러운 사고를 당할 확률도 높아집니다.

그러니 수면의 질을 높이는 것만이 자신의 생명을 위협하는 수면 부채를 예방하는 길이 될 것입니다.

취침 요가를
취침 전 의식으로 삼는다

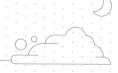

잠들기가 어렵다고 호소하는 분들은 의식 여부와 상관없이 질 나쁜 수면이 될 법한 생활을 하고 있습니다. 그런 상태에서 벗어나려면 질 높은 잠자리를 위한 새로운 습관을 생활 속에서 만들 필요가 있습니다. 이런 분들께 저는 취침 요가를 '취침 전 의식' 삼아 해보는 걸 추천합니다.

목욕(혹은 반신욕)을 한 뒤, 파자마로 갈아입고 이불(혹은 침대) 위에서 취침 요가를 한 뒤에 잠자리에 든다.

이 의식이 습관처럼 몸에 밴다면, 취침 요가는 숙면을 위한 일종의 취침 전 의식으로 자리 잡게 될 것입니다.

처음에는 마음을 가다듬고 호흡하며 몸의 움직임을 느껴보는 것으로 충분합니다. 아로마 오일을 사용하거나 마음이 안정될 수 있는 음악을 듣거나 간단하게 마사지를 해보는 건 어떨까요?

스마트폰이나 텔레비전을 꺼두고, 하루 종일 움직여 피로가 쌓인 몸과 마음이 충전될 시간을 주세요. 자신의 취향에 맞는 의식을 취하는 것만으로도 수면의 질은 전보다 월등히 나아질 것입니다.

야식을 먹거나 술을 마시거나 밤새워 일을 하거나 커피를 마시는 등 잘못된 수면 습관을 지니고 있다면, 취침 요가를 시도해보세요.

자기 전, 누워서 하는 요가로
자율 신경계를 가다듬는다

과도한 운동은 교감 신경을 자극하기 때문에 자기 전에는 부담스럽습니다. 호흡법이나 느슨한 요가 수련을 하면 부교감 신경계의 활동을 촉진하여 편안하고 기분 좋게 잠을 이룰 수 있게 됩니다.

보통 잠자리에 들고 나서부터 세 시간, 이때를 수면의 골든타임이라고 합니다. 이 골든타임을 어떻게 보내느냐에 따라 수면의 질은 확연히 달라집니다. 그 시간 내에 완벽한 숙면을 취할 수 있다면, 70퍼센트 정도는 피로감 없이 개운한 잠을 잘 수 있기 때문입니다.

잠자리에 누운 뒤 숙면에 들어서기까지, 대사를 억제하기 위하여 몸 안 곳곳의 체온을 내려야 합니다. 그러기 위해서는 자기 전의 반신욕이 가장 효과적입니다. 기분 좋은 잠자리로 이끌어주기 위해서는 신체 곳곳의 체온을 조절하는 것이 중요합니다.

제가 추천하는 방법은 잠들기 한두 시간 전, 시간을 넉넉히 두고 미지근한 물로 반신욕을 하는 것입니다.

욕조 안에 들어가 몸 안 깊은 곳에 쌓인 긴장을 풀어주는 것만으로도 뻣뻣하게 굳은 근육이 이완되고, 스트레칭에도 큰 효과를 볼 수 있습니다.

혈행이 좋아지고, 노폐물이 활발하게 배출됩니다. 신체 깊은 곳을 이완하여 부교감 신경의 기능을 극대화하고, 몸과 마음을 편안하게 만들어 잠을 이룰 수 있도록 도와줍니다.

또한 온전한 나인 상태로 욕조에 벌거벗은 몸을 누이는 것도 개방된 마음을 경험할 수 있게 합니다. 다시 말해, 기분 전환을 할 수 있는 것이죠.

반신욕과 취침 요가를 함께하는 것만으로도 내 몸이 수면 모드로 바뀌고, 기분 좋게 잠자리에 들 수 있습니다.

반신욕을 한 다음에 요가를 하는 것, 이 의식을 자기 전

에 양치를 하는 것처럼 매일매일 반복하여 패턴화해봅시
다. 자신도 모르는 사이에 하나의 취침 전 의식으로 자리
잡을 테니까요.

취침 요가를 위한 수련복과 수련 장소

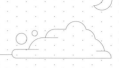

취침 요가의 수련 장소로는 이불이나 침대 위를 추천합니다.

방 안의 조명은 어둡게 하고, 조용한 환경에서 수련을 시작합니다. 평소 좋아하는 아로마 향초나 잔잔한 음악을 사용하는 것도 추천합니다.

이불이나 침대 위에서 가볍게 스트레칭을 하면 이완 효과를 높여 잠자리에 드는 게 훨씬 수월해집니다. 따라서 그대로 바로 누워서 잘 수 있는 이불이나 침대 위에서 수련하는 것이 무엇보다 중요합니다.

몇 번을 해도 점점 기분 좋게 수련할 수 있습니다. 저도 가끔 취침 요가를 하다가 스르륵 잠에 빠질 때가 있으니까요.

몸을 차게 하지 않는 환경을 만드는 것도 중요합니다.

취침 요가는 운동량이 적고, 유지하는(자세를 취한 뒤 멈춰 있는) 시간이 길기 때문에 몸을 따뜻하게 할 옷을 입거나 방 안의 온도를 잘 유지해줘야 합니다. 반신욕을 한 뒤에는 몸이 생각보다 빠르게 식기 때문입니다. 취침 요가를 할 때

입어야 할 복장이 따로 있는 건 아니지만, 체온을 유지해줄 수 있는 옷으로 고릅니다. 제가 생각하는 가장 이상적인 잠옷은 몸에 꽉 끼지 않고 신축성이나 흡습성이 좋은, 보들보들한 소재의 옷감으로 만든 것입니다.

실내는 너무 춥지도 않고 덥지도 않은 적정 온도를 유지합니다. 기온이 높다고 에어컨 바람을 세게 틀어놓으면 몸이 금세 차가워질 수 있습니다. 가능하다면 창문을 열고 온몸으로 자연의 바람을 느껴보는 것이 좋습니다.

이어서 침구도 중요합니다.

매트나 바닥의 강도에 따라 수련 중 몸으로 느끼는 감각이 달라집니다.

이 책의 일러스트에서는 이불 위에서 수련하는 것으로 나오는데, 몸이 푹 잠길 정도로 폭신폭신한 침대는 요가 수련에 적합하지 않습니다. 적당히 딱딱한 바닥의 강도가 느껴질 정도의 매트 위에서 수련하는 것이 자세를 취하고 유지하기 좋습니다. 요가 매트를 갖고 있다면, 침대 옆에 깔고 수련하는 것을 추천합니다.

볼스터나 블록과 같은 요가 도구가 있다면, 그것을 사용하여 수련합니다. 물론 전문적인 요가 도구가 없어도 수련하는 데 불편한 점은 없습니다. 베개나 이불, 담요나 쿠션 등으로 대체하여 수련을 이어갈 수 있으니까요.

베개나 이불에 자신의 몸을 맡기면 몸 안 구석구석이 이완되고, 잠들기 전에 몸과 마음이 충분한 휴식을 취할 수 있습니다.

취침 요가를 수련하는 방법은 무척 간단합니다.

전반 = 근육이나 관절을 늘인다DO
후반 = 전반의 감각을 관찰한다BE

이러한 수련 과정으로 진행합니다.

동작도 전반에는 능동적이고 적극적으로 근육이나 관절을 사용하는 게 좋습니다. 반대로 후반에는 한발 물러나 앞서 움직인 자신의 몸 구석구석을 가만히 바라봅니다.

전반에는 운동 신경을 사용하여 수축과 이완을 반복하고, 후반에는 감각 신경을 통해 지금 자신의 몸에서 일어나고 있는 감각을 의식해봅니다.

마사지나 지압을 받을 때는 마사지를 하는 사람과 마사지를 받는 사람의 역할이 분명하게 나뉘지만, 취침 요가에서는 그 모든 것을 스스로 해야 합니다. '하는 사람'과 '받는 사람'의 모드를 상호적으로 사용하면서 몸과 마음을 다

잡아봅니다.

스스로 근육을 수축했다가 이완하고, 체중을 이용해 자극을 주면서 그 각각의 감각을 온전한 나의 상태로 바라봅니다. 가능하다면 이 책의 가이드를 무시하고, 자신의 감각과 몸의 소리에 주의를 기울여 나만의 수련을 이어가봅니다.

한 손의 엄지손가락으로 다른 손의 손바닥을 주물러보세요. 눌러서 기분이 좋은 포인트(혈 자리)가 있나요?

우선은 마사지를 한다는 생각으로 주무르는 것에 의식을 둡니다. 주물러서 가장 기분이 좋은 포인트를 찾았다면, 이번에는 마사지를 받는 쪽으로 입장을 옮겨 그대로 다섯 호흡을 충분히 내쉽니다. 호흡하면서, 그 기분 좋은 통증과 자극을 바라보세요.

스트레칭에 자신이 없는 분이나 요가를 처음 접해본 분 중에는 근육이나 관절을 늘이는 데에만 열중하기도 합니다. 각각의 자세나 자극을 마주하지 못하고 몸에서 일어나는 통증만을 느끼죠. 그러나 취침 요가는 후반이야말로 중요하다고 할 수 있습니다. 전반을 통해 늘어난 몸의 감각을 온전한 나의 상태에서 바라보는 것이 무엇보다 중요하기 때문입니다.

취침 요가 포인트 1.
doing 모드

취침 요가의 전반은 일명 'doing 모드'로서 몸을 적극적으로 움직이고, 후반은 'being 모드'로서 나 자신을 가만히 바라봅니다. 마음챙김에서는 이 두 가지 모드를 균등하게 활성화시키는 것이 무엇보다 중요합니다.

'doing 모드'는 목표한 이상을 향해 보다 적극적으로 접근하는 능동적인 모드입니다.

취침 요가의 전반에서는 운동 신경을 사용해 근육과 관절을 자극해나갑니다. 몸을 사용하다 보면 어느 순간 자신의 한계를 마주하게 됩니다. 그땐 최대한 숨을 들이마셨다가 숨을 참아보세요. 그리고 얼굴부터 어깨, 신체 표면의 근육에 긴장을 부여합니다. 충분히 했다면 다시 돌아와서, 편안하게 호흡할 수 있는 자세를 찾아봅니다.

'몸이 좀 뻐근하지만 이만하면 기분이 좋은 상태'를 목표로 삼습니다.

처음부터 완벽한 상태를 이루려고 노력하지 마세요. 1밀리미터 단위로 서서히 자신의 몸을 조정해가는 것이 중요합니다.

몸의 반동을 사용해 한꺼번에 목표한 지점까지 끌어 올리려고 하면, 몸에 힘이 들어가 쉽게 다칠 수도 있습니다.

자신의 몸이 내는 소리에 귀를 기울이고, 몸의 반동을 배제합니다. 느릿느릿, 정성을 다해 몸을 움직여보세요.

동작을 유지하고 있는 동안 '기분이 좋아지는 지점'도 바뀌어갑니다. 여유가 생기고 유지하고 있는 자세가 편해졌다면, 조금 더 깊은 자극을 느낄 수 있도록 자세를 바꿔봅니다. 또한 자극의 강도가 셌다면 자세에서 나와, 그 불편한 감각을 통해 몸이 무엇을 원하고 있는지 주의를 기울여보세요.

취침 요가 포인트 2.
being 모드

취침 요가의 후반에 들어서부터는 'being 모드'로 바꿔 호흡을 통해 동작의 감각을 느껴봅니다.

몸이 어느 정도 활성화되었다면 활동하는 상태에서 벗어나 움직임을 멈추고, '지금 이 순간을 느끼는' 상태로 전환합니다. 가만히 자신의 몸과 마음을 마주할 수 있도록 말입니다.

간혹 왜 이런 전환이 필요하냐고 묻는 분들이 계십니다.

처음 요가 자세를 취할 때는 자신의 의지나 힘을 써가며 몸과 동작에 집중을 하게 됩니다. 그러나 어느 정도 몸이 동작에 익숙해진 뒤에는 동작을 위한 무언가가 필요 없기 때문에 전반과 후반의 전환은 반드시 필요하다고 할 수 있습니다.

자신의 의지로는 바꿀 수 없다고 생각한 것을 'doing 모드'를 통해 달성하려고 하면, 자연스레 우리 몸과 마음에 긴장이 피어납니다. 그렇기에 **요가 동작에 어느 정도 익숙해졌다면 'being 모드'로 전환해 자신의 생각이나 의지, 꼭 해내고 말겠다는 다짐 등을 떨쳐내야 합니다.**

'더, 더!' 하는 의욕을 버리고, 이미 충분히 요가를 수련하고 있는 자신의 몸과 마음에 집중해봅니다. **'바꿔야겠다'는 의지에서 '이해해보자'는 수용의 자세로 전환하는 겁니다.**

뇌는 수신 전용으로만 사용하고, 지금 몸과 마음에서 일어나고 있는 현상을 가만히 바라보며 온몸의 힘을 빼보세요. 그리고 그 모든 것의 결과로서 구현된 자신의 자세에 집중합니다.

취침 요가 포인트 3.
있는 그대로의 자신을 바라본다

'being 모드'를 다른 의미로 해석하자면, '있는 그대로의 자신을 바라보는 것'을 뜻합니다.

통상적으로 불쾌한 감각이나 감정이 끓어오를 때, 사람들은 그 기분을 바꾸려고 하거나 떨쳐내려고 합니다.

그러나 **취침 요가에서는 어떠한 감각도 인위적으로 바꾸려 들거나 무시하지 않습니다.** 그저 있는 그대로, 지금 이 순간을 바라볼 뿐입니다. 자기 내면 속 불편한 감정이 있는 곳에 빛을 밝히고, 그곳에서 일어나고 있는 현상을 주의 깊게 관찰해봅니다.

몸 안 어디쯤에 감각이 머무르고 있나요?

그 감각에 대해 설명할 수 있습니까?

온전하게 자신의 내면을 바라보면서, 그 불편한 감정을 찾아봅시다.

간혹 유지하고 있는 자세가 불편하거나 저리거나 하는 고통의 감각이 뒤따를 수도 있습니다. 그럴 때는 자세를 취하고 있는 부위에 자신의 호흡이 맞닿아 있다고 상상해보는 것이 효과적입니다. 그 감각과 함께 호흡하는 걸 상상하는 것만으로도 그 감각과 이어져갈 테니까요. 평소에는 잘 느껴지지 않는 미세한 감각이나 마주하고 싶지 않은 불쾌한 감정도 다정하게 보듬고 가만히 지켜봅니다.

불쾌한 감각에 일일이 반응하지 않되, 호기심과 섬세한 움직임을 통해 자신의 몸과 마음을 천천히 관찰해보세요. 그러다 보면 현재 불편하다고 느끼는 부위와 강도, 질감 등이 변하고 있다는 것을 알아차릴 수 있습니다.

취침 요가 포인트 4.
내 몸이 원하는 대로

취침 요가는 내 몸이 원하는 대로 수련하는 요가입니다. 능동적으로 몸을 움직이려 한다면, 완벽한 요가 자세에 대한 집착이나 무리해서 몸을 움직이겠다는 의지를 내려놓습니다. 그리고 몸이 원하는 대로 힘을 빼는 연습을 해보세요.

취침 요가에서는 무의식중에 서 있는 긴장이나 강박을 알아차리고 직시하는 것이 무엇보다 중요합니다.

어깨나 미간, 또는 얼굴이 바짝 긴장하고 있지는 않나요? 허리 주변의 통증은 없습니까?

만일 스스로 긴장하고 있는 것이 느껴진다면, 내쉬는 숨에 긴장감도 함께 풀어봅니다. 소리를 내어 깊은 한숨을 내쉬는 것도 한 방법일 겁니다. 지금 자신의 자세나 동작에 불편함이 느껴진다면 쿠션이나 담요 등에 기대어 쉬어가는 것도 좋습니다.

취침 요가는 같은 동작을 3~5분 정도 유지해야 하는데, 이 시간은 생각보다 꽤 깁니다. 그렇기에 힘든 자세를 유지하게 되면 몸에 무리가 올 수도 있습니다.

자세를 유지하는 것이 힘들어지면 억지로 버티려 하지 말고 베개나 쿠션, 담요 등을 적극적으로 활용합니다. 도구를 사용하여 몸의 부담을 줄여주고, 무의식중의 긴장이나 저항을 이완하고, 요가 동작으로 일어나는 자극이 몸 깊숙한 곳에까지 다다를 수 있도록 합니다.

장시간 동작을 유지하고 나서 **마무리할 때도 가능한 한 천천히 몸에 부담이 가지 않도록 주의합니다.**

저릿한 기분이 들 때는 몸을 적당히 움직여 몸 전체에서 느껴지는 긴장과 이완을 바라봅니다. 하나의 동작이 끝난 뒤에는 전신에 힘을 풀고 여운을 즐겨봅니다.

몸에 힘을 푸는 것이 잘 안 되던 분도 취침 요가를 하다 보면 몸이 원하는 대로 쉴 수 있는 힘이 생겨납니다. 수련 횟수가 늘어감에 따라 이완하는 데 걸리는 시간도 단축될 거고요.

취침 요가 포인트 5.

정확하고 완벽해야 한다는 강박에서 벗어난다

취침 요가는 동작이 완벽하지 않아도 괜찮습니다. 몸의 근육이 뻣뻣하게 긴장되어 있는 사람도 충분히 수련할 수 있으니까요.

요가 자세가 원하는 대로 나오지 않는다고 좌절할 필요는 없습니다. 완벽하게 해내려는 목표를 버리고, 몸과 마음이 편안해질 수 있는 범위 내에서 수련하는 것이 가장 중요합니다.

요가 동작에 연연하여 완벽한 자세를 만들어내야 한다는 강박에 휩싸이면, 마음이 불안해지고 몸은 경직되어 부상을 입을 수도 있습니다. 그러니 타인과 지금의 나를 비교해서는 안 됩니다.

요가를 하면서 마음이 산란해지고 다치게 된다면 요가를 안 하느니만 못합니다.

'좀 더 동작이 능숙해질 수 있다면'이라든가 '왜 나만 동작이 제대로 나오지 않을까' 하면서 자신을 탓하고 원망하기보다 자기 자신을 다독여주세요.

취침 요가를 수련하는 사람에게 가장 중요한 건, 자신이 스스로에게 스트레스를 주고 있다는 감각을 느껴보는 것입니다. 그 자체로 취침 요가의 역할은 충분합니다.

사람마다 체형이나 유연성은 다릅니다. 골격에 따라 가능한 동작이 있고, 도저히 따라 할 수 없는 동작도 있죠. 이 책에서 소개하는 동작이 맞지 않는 사람도 분명 있을 겁니다. 유연한 사람이라면 편안함을 느끼는 동작이라도, 경직되어 있거나 뻣뻣한 사람에게는 고통이 따를 수 있습니다.

또한 몸 자체도 좌우에 따라 다른 반응을 보일 수 있습니다. 즉 요가를 수련하는 데 오른쪽과 왼쪽의 차이가 날 수 있다는 뜻입니다.

바르지 못한 자세와 경직된 몸, 동작이 원활하지 않은 것을 자각했다고 스스로를 다그치거나 의기소침해질 필요가 없습니다. 가장 우선시해야 할 것은 자신의 몸 상태를 바르게 관찰하고 느껴보는 것입니다. 취침 요가에서 가장 중요한 건 자세의 완성이 아니라 스스로를 어떻게 느끼고 있는지 바라보는 것이니까요.

지금까지 취침 요가를 수련하기 위한 다섯 가지의 요령을 설명했습니다. 여러분은 어떤 수련을 하고 싶으신가요? 사람에 따라 몸과 마음에 쌓인 피로도가 다릅니다. 자신에게 꼭 필요하다고 생각하는 부분을 수련할 때는 좀 더 적극적으로 의식해서 개입해보세요.

그럼 지금부터는 마음속 이야기를 들어주는 '**호흡이 편안해지는 취침 요가**' 여덟 가지와 고관절을 이완하는 '**체내 정화요가**' 일곱 가지, 척추와 허리를 부드럽게 해주는 '**숙면 요가**' 일곱 가지를 소개하겠습니다.

어깨 풀기

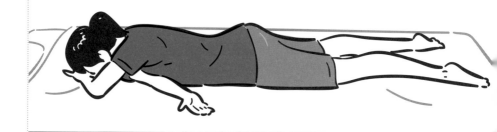

1 • 엎드린다.

2 • 왼손으로 바닥을 짚고, 오른 손바닥이 위로 오게 하여 왼쪽 옆구리 밑으로 밀어 넣는다.

3 • 왼손이 편안한 위치를 잡는다. 그림에서처럼 팔꿈치를 접어 손 베개를 하거나 앞으로 쭉 뻗어둔다.

4 • 아픈 곳이 있는지 살피면서 몸에 힘을 빼고 중력에 의한 자극을 느껴본다.

5 • 2~3분간 자세를 유지하고 몸의 감각을 느껴본다.

6 • 팔을 빼고 엎드려 누웠다가 반대쪽도 같은 방법으로 진행한다.

★ 어깨 관절을 늘이고, 자신의 체중과 중력에 의한 자극으로 양팔의 결림을 해소할 수 있다.

먼저 호흡이 편안해지는 취침 요가를 소개하겠습니다.

어깨 풀기 자세는 자신의 체중을 사용해 경직된 견갑골이나 팔 근육을 이완할 수 있는 자세입니다. 보기에는 팔을 몸 아래에 넣고 눕는 간단한 자세로 보이지만, 어느 부위에 자신의 체중을 싣느냐에 따라 자극을 느끼는 부위가 달라집니다.

옆으로 쭉 뻗은 팔의 손바닥은 위를 향하도록 합니다. 반대쪽 팔의 손등에 이마를 갖다 대어 손 베개를 만듭니다. 자세에 여유가 생겼다면, 이마에 갖다 댄 손을 머리 위로 쭉 뻗어 옆구리에 체중을 실어봅니다. 골반을 바닥에 눌러 자극을 더하는 것도 좋습니다. 숙련자 분들은 양팔이 X 자가 되도록 양어깨를 동시에 쭉 뻗어보는 것도 가능합니다.

어깨 풀기의 후반부에는 팔을 쭉 뻗어내는 것에 의식을 거두고, 몸 곳곳에 퍼지는 자극을 느껴봅니다. 무의식중에 몸이 저항하고 있지는 않은지, 그렇다면 숨을 크게 내쉬어 긴장을 풀어봅니다. 몸에 힘을 빼고 그저 중력에 자신의 몸을 맡겨두는 것만으로도 깊이를 느낄 수 있습니다.

사무직에 종사하는 분이나 스트레스로 인한 어깨 결림을 호소하는 분께 추천하고 싶은 자세입니다.

합장한
아기 자세

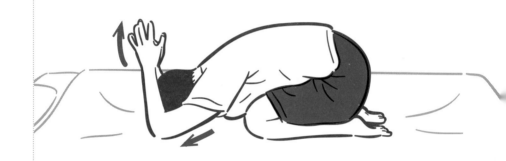

요가
수련법

1 • 무릎을 꿇고 바르게 앉은 상태에서 상체를 앞으로 굽힌다.

2 • 팔을 쭉 뻗어 이마를 바닥에 댄 뒤 머리 위로 양 손바닥
을 마주 댄다.

3 • 2의 자세에 여유가 생기면, 팔꿈치를 최대한 앞으로 뻗
어 어깨 관절과 겨드랑이의 자극을 느껴본다.

4 • 1~2분간 자세를 유지하고, 몸의 감각을 느껴본다.

5 • 손바닥으로 바닥을 짚으면서 천천히 몸을 일으켜 무릎
을 꿇어앉은 자세로 돌아온다.

P
O
I
N
T

★ 팔을 살짝 벌려 앞으로 쭉 뻗어낸 뒤 팔꿈치로 바닥을 밀어 손바닥끼리 마주 보게 한다. 견갑골이 늘어나는 느낌이 들도록 팔꿈치 힘을 조절한다.

앉아서 심신 안정을 취할 때 가장 많이 소개되는 아기 자세. 아기 자세에서 합장하는 변형 자세를 소개합니다.

　엉덩이가 최대한 발꿈치에 닿도록 앉습니다. 무릎이 불편한 경우에는 엉덩이 밑이나 배 아래에 쿠션이나 담요를 두어 높이를 맞춰주세요. 허리를 뻗어 등 전체를 쭉 펼쳐내는 느낌으로 상체를 앞으로 굽힙니다. 이때 목에 힘이 들어가지 않도록 주의합니다.

　머리가 바닥에 닿지 않을 때는 양손으로 가볍게 주먹을 쥔 다음, 주먹 쥔 손을 세로로 포개어 높이를 맞춘 뒤 이마를 손 위에 얹고 머리에 부담이 가지 않도록 합니다. 자세에 여유가 생겼다면, 그림과 같이 이마와 팔꿈치를 바닥에 댄 뒤 양손을 펼치고 머리 위로 합장을 합니다.

　팔꿈치로 바닥을 밀어 견갑골이 늘어나는 느낌이 들도록 등을 쭉 펼쳐보세요. 견갑골 부위에 있는 근육에 자극이 느껴질 것입니다. 팔꿈치 위치를 머리 앞으로 멀찍이 놓아두거나 양 팔꿈치의 폭을 좁히거나 넓혀가는 등 자신의 몸에 맞는 위치를 찾아 조정해봅니다.

호흡이 편안해지는 취침 요가 ❸

비튼 아기 자세

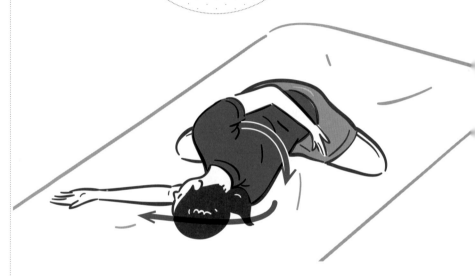

요가 수련법

1 • 등을 꼿꼿하게 세워 무릎을 꿇고 바르게 앉는다. 꿇은 무릎은 기분 좋은 정도로 벌리고 상체를 앞으로 굽힌다.

2 • 골반이 틀어지지 않도록 주의하면서 상반신을 오른쪽으로 비튼다.

3 • 왼쪽 어깨가 바닥에 닿게 하고, 왼팔을 앞으로 쭉 내민다. 이때 왼손은 손바닥이 위를 향하도록 한다.

4 • 오른팔은 등을 감싸듯 돌려 손등이 등허리에 닿게 한다.

5 • 자세에 여유가 생기면, 오른손을 왼 다리 안쪽 허벅지를 잡아 몸을 좀 더 깊이 비틀어 1~2분간 자세를 유지한다.

6 • 반대쪽도 같은 방법으로 진행한다.

★ 골반이 틀어지지 않도록 주의하면서 가슴에 힘을
빼고 상반신을 비틀어 스트레칭한다.

몸을 앞으로 구부리는 자세인 '전굴'을 한 뒤, 허리를 비트는 스트레칭입니다. 벌린 무릎 사이로 상체를 깊숙이 구부리는 깊은 전굴은 고관절 강화에 특히 도움을 줍니다. 어깨를 강하게 비트는 자세는 어깨관절과 허리 근력 운동으로도 큰 효과가 있습니다.

어깨 풀기 자세와 마찬가지로 팔을 몸 아래에 넣고 엎드리는 자세로, 몸을 지탱해주는 팔의 손바닥은 위를 향하게 둡니다. 자신의 체중으로 어깨와 팔을 스트레칭하는 겁니다.

몸 위쪽으로 올라온 팔은 등을 감싸듯이 돌립니다. 이 자세에서 여유가 생겼다면, 손바닥이 안쪽 허벅지에 가 닿도록 합니다. 손바닥으로 안쪽 허벅지를 밀어내는 것만으로도 비틀기의 강도가 세지고, 가슴이 좀 더 쭉 펼쳐지게 됩니다.

어깨와 목이 멀어지도록 자세를 취하고, 상반신의 힘을 최대한 빼서 중력에 몸을 내맡겨봅니다. 자신에게 딱 맞는 위치를 잡았다면, 어깨 관절, 고관절, 허리 주변에 가해지는 자극을 느껴보세요.

강아지 자세

요가 수련법

1 • 허벅지를 바닥과 수직이 되도록 세우고 네 손발로 기
　는 자세, 일명 '테이블 자세'를 한다.

2 • 오른 어깨 아래로 오른 팔꿈치를 두고, 오른팔을 앞으
　로 쭉 뻗어 상반신을 바닥 가까이 닿게 한다.

3 • 왼 손등 위에 이마를 대고 가슴을 바닥 가까이 닿게 한다.

4 • 가슴을 열고 등이 이완되는 걸 느끼며 1~2분간 유지한다.

5 • 반대쪽도 같은 방법으로 진행한다.

★ 척추를 길게 늘여주는 동작으로, 목에 과도한 힘이 들어가지 않도록 한다.

우리나라에서는 '고양이 등 펴기 자세'로 알려져 있으며, 어깨와 가슴, 허리를 쭉 늘여 스트레칭할 수 있는 자세입니다. 팔을 번갈아 가며 앞으로 쭉 뻗어내어 옆구리에서 복부로 이어지는 부분을 확실하게 늘여줍니다.

손바닥을 아래로 향하게 두고, 손가락은 쫙 펼쳐냅니다. 무릎을 90도로 굽혀 허벅지가 바닥에서 수직으로 서 있을 수 있도록 합니다.

자세에 여유가 생겼다면, 양팔을 앞으로 쭉 뻗어내어 양 옆구리를 기분 좋을 만큼 늘여내고, 가슴, 이마(가능하다면 턱)순으로 바닥에 닿을 수 있도록 합니다. 자세가 불편한 분들은 가슴이나 배 아래에 담요를 두어 높이를 맞추면 좀 더 쉽게 수련할 수 있습니다.

강아지 자세는 컴퓨터나 스마트폰의 사용으로 인한 어깨 결림을 호소하는 분들께 적극적으로 추천합니다. 또한 깊은 호흡을 들이쉬고 내쉬면서 몸에 가해지는 중력의 힘과 견갑골이나 허리에 와닿는 자극을 느껴봅니다. 목과 어깨뿐 아니라 가슴과 배에도 스트레칭 효과가 있는 자세이므로, 지속적으로 수련한다면 호흡이 깊어지고 위장 건강에도 큰 도움이 됩니다.

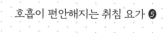

호흡이 편안해지는 취침 요가 ❺

토끼 자세

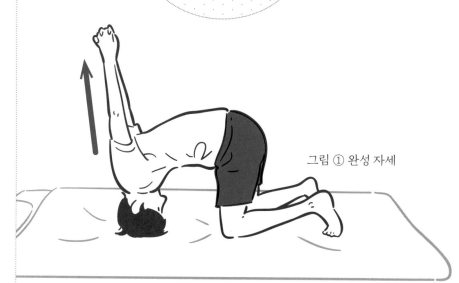

그림 ① 완성 자세

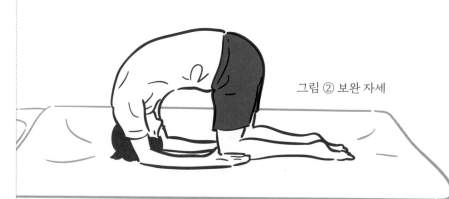

그림 ② 보완 자세

1 • 테이블 자세를 한 후, 손과 손 사이 바닥에 정수리를 댄다.
2 • 정수리가 안정되게 바닥을 지지할 수 있게끔 손과 팔꿈치로 지지해준다.
3 • 자세에 여유가 생기면, 양팔을 뒤로 돌려 깍지를 낀 다음 천장을 향해 쭉 뻗는다.
4 • 정수리가 닿는 자극을 느끼면서 30초가량 심호흡을 쉰다.
5 • 양팔을 아래로 내리고 천천히 자세에서 빠져나온다.

POINT

★ 경추가 약한 분이나 혈압이 있는 분들은 무리하여 자세를 시도하지 않는다.

상반신을 역전하는 자세로, 정수리에 있는 경락을 자극하면서 양손을 위로 쭉 뻗습니다. 특히 정수리 중앙을 바닥에 꾹 눌러 자극하는 것만으로도 마음이 차분해집니다. 자기 전에 토끼 자세를 수련하면 양질의 수면으로 이어질 수 있습니다.

자세에 여유가 생겼다면, 양팔을 토끼 귀처럼 곧게 위를 향하도록 뻗습니다. 그림 ①에서 견갑골을 늑골에서 빼내는 것처럼 자세를 만들고 유지합니다. 이때 양손을 깍지 끼고, 손을 위에서 끌어당기는 것처럼 쭉 뻗어냅니다. 하복부도 천장을 향해 힘껏 끌어 올립니다.

경추에 부담이 갈 수 있는 자세이므로, 통증이 느껴질 경우에는 무리하게 가슴을 들어 올리지 않습니다. 손을 바닥에 댄 채로 엉덩이를 천천히 끌어 올려 정수리가 바닥을 가볍게 누르는 정도로도 수련 효과는 충분합니다.

손으로 머리에 닿는 부담을 조절하면서 정수리 감각을 관찰합니다. 자세에서 빠져나올 때도 천천히 시간을 두고 마무리해주세요. 또 자세에서 나온 뒤에는 수련의 여운을 충분히 느껴봅니다.

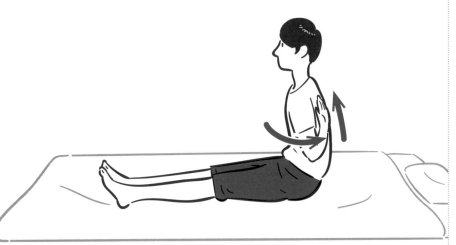

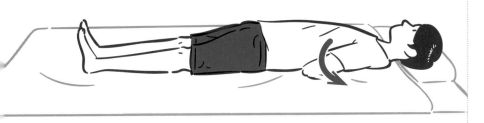

1 • 편하게 다리를 쭉 펴고 앉는다.

2 • 왼손을 허리에서 등 쪽으로 돌려 손등이 견갑골 가까이에 닿게 한다.

3 • 왼 팔꿈치가 왼쪽 옆선에 맞닿도록 하고, 손가락 끝은 가급적 위를 향하도록 쭉 뻗는다.

4 • 오른손으로 몸을 지지해가면서 천천히 바닥에 등을 대고 바르게 눕는다.

5 • 통증이 느껴지지 않을 범위에서 왼손에 체중을 실은 후 2~3분간 자세를 유지한다.

6 • 반대쪽도 같은 방법으로 진행한다.

★ 양팔을 안에서 바깥쪽을 향해 크게 돌리면, 손등의 위치를 위로 향하게 만들 수 있다.

호흡이 편안해질 뿐만 아니라 어깨 주변의 뭉친 근육도 풀어주는 자세입니다.

양다리를 쭉 뻗고 앉아 손등을 등 한가운데에 닿게 합니다. 자세에 여유가 생겼다면, 그림의 화살표처럼 손등의 위치를 어깨에 가까운 윗등 쪽으로 올려봅니다. 양팔을 안에서 바깥쪽으로 크게 원을 그리듯이 돌려주면 손등의 위치가 한층 위로 향할 수 있습니다. 손등을 윗등 쪽으로 올리기 힘들다면, 허리 부근에 두어도 수련 효과는 충분합니다.

어깨나 얼굴에 힘을 빼고, 등이 둥글게 굽어지지 않도록 가슴을 활짝 폅니다.

다리는 쭉 뻗거나 무릎을 세워도 좋습니다. 발바닥을 서로 맞닿게 두는 자세도 할 수 있고요. 자신에게 불편하지 않은 자세를 찾아봅니다.

좌우 어깨의 통증에 차이가 느껴진다면, 좀 더 불편한 어깨의 유지 시간을 상대적으로 길게 늘여줍니다. 또한 자세에서 느껴지는 양팔과 견갑골의 자극을 충분히 느껴봅니다.

다리 자세

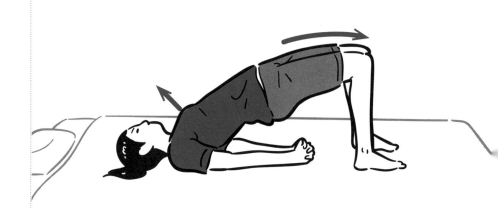

요가 수련법

1 • 등을 대고 바르게 누운 자세에서 다리를 골반 너비로
   벌리고 양 무릎을 곧게 세운다.

2 • 양손은 손바닥이 바닥을 향하게 한 뒤, 엉덩이 옆에 놔둔다.

3 • 허리를 위로 향하게 끌어 올리고, 양어깨도 가볍게 골반
   쪽으로 밀어 올린다. 양손은 등 아래에서 깍지를 낀다.

4 • 깍지 낀 손이 머리에서 멀리 떨어지게끔 양팔을 다리
   쪽으로 늘여주고, 손날은 바닥을 꽉 누른다.

5 • 자세를 유지한 채 30초 정도 심호흡을 크게 내뱉는다.

6 • 깍지 낀 손을 푼 뒤, 척추에 무리가 가지 않도록 천천히
   수련의 역순으로 자세에서 나온다.

★ 몸을 뒤로 젖힌다는 느낌보다는 위아래로 쭉 늘인다는 느낌으로 행한다. 복압으로 허리를 늘여주면 가슴이 좀 더 활짝 열린다.

몸을 머리에서 발까지 완벽한 아치형 다리처럼 끌어 올리는 후굴 자세입니다. 몸을 끌어 올리는 데 집중하기보다 몸 전체를 늘이는 것에 의식을 둡니다. 몸을 끌어 올리는 데 많은 힘을 쓰다 보면 양발 너비가 점점 벌어지게 됩니다.

양 무릎의 폭은 어깨너비가 적당합니다. 무릎이 벌어지지 않도록 안쪽 허벅지를 강하게 조여주고, 양 발바닥 전체에 힘을 고루 주어 바닥을 밀어내듯이 꾹 눌러줍니다.

그림의 화살표에서처럼 양 무릎이 앞으로 뻗어나가는 데 의식을 두면, 다리가 벌어지지 않은 채 자세를 유지할 수 있습니다. 또 다리뿐 아니라 깍지 낀 양손이 바닥을 밀어내듯이 단단하게 지탱하여 허리를 늘여줍니다. 허리의 높이를 유지하기 힘든 경우에는 손으로 허리를 받쳐 끌어 올리는 각도를 조절합니다. 자세에 여유가 생겼다면, 양 팔꿈치가 좀 더 가까워질 수 있게끔 좌우 견갑골을 조여주면 가슴을 전보다 크게 열어낼 수 있습니다. 자세가 조금 힘겨울 때까지 몸 전체를 늘여보고, 30초간 자세를 유지한 채 크게 심호흡을 합니다.

이 자세를 수련하는 것만으로도 등 쪽에 편안한 공간이 생겨 깊은 호흡을 내쉴 수 있게 됩니다. 또한 굽은 자세를 교정할 수 있고, 등에 쌓인 긴장이나 피로가 풀립니다. 사무직 종사자나 스마트폰을 많이 쓰는 분들께 추천하며, 근력 운동이 부족한 분들에게 큰 효과가 있습니다.

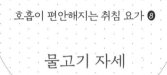

물고기 자세

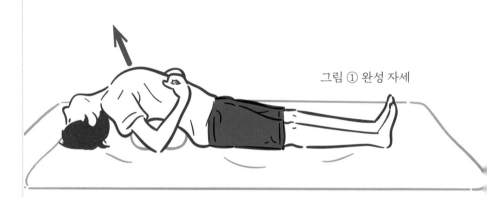

그림 ① 완성 자세

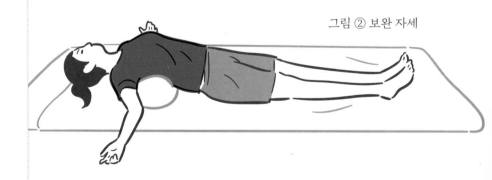

그림 ② 보완 자세

1 • 양다리를 모으고 바로 누워서 엄지손가락을 위로 오게 하여 가볍게 주먹을 쥔다.
2 • 팔꿈치로 바닥을 밀면서 가슴을 천장 쪽으로 쭉 끌어 올린다. 이때, 후두부 혹은 정수리가 바닥에 닿도록 한다.
3 • 발끝이 몸 쪽을 향하도록 하고, 자세가 안정되었다면 30초간 깊은 호흡을 내쉰다.
4 • 팔꿈치로 체중을 지탱하면서 머리를 원래 자리로 되돌린 뒤 천천히 등을 바닥에 내려놓는다.

★ 경추에 무리가 가지 않는 범위 내에서 수련한다. 자세에서 나올 때도 시간을 두고 천천히 진행한다.

팔꿈치를 바닥에 내리누르면서 목과 가슴의 안쪽부터 방사형으로 몸을 열어주는 자세입니다. 하복부를 가볍게 조이고, 복근과 등 근육, 팔 힘으로 체중을 지탱하면서 가슴을 위로 쭉 끌어 올리는 것에 의식을 둡니다. 그것만으로도 자세를 취하기 쉽고 목에 가해지는 부담을 덜 수 있습니다. 단, 목에 위화감이 느껴질 때나 경추가 약한 분에게 물고기 자세는 추천하지 않습니다.

그림 ①의 손은 가볍게 주먹을 쥐고 있으나, 손바닥이 바닥을 향하게 하여 엉덩이 밑으로 넣은 후 팔꿈치 힘으로 바닥을 밀면서 가슴을 들어 올리는 방법으로 수련해도 좋습니다. 발끝을 모아 몸 쪽으로 가볍게 당기고, 좌우 안쪽 허벅지를 내회전하면서 발끝에 의식을 둡니다.

혹은 그림 ②처럼 등 아래에 베개나 쿠션을 넣어두고 누워 있는 것만으로도 수련 효과를 볼 수 있습니다.

깊고 고른 호흡을 내쉬면서 5~10분 정도 자세를 유지해봅니다. 목과 가슴을 안쪽에서 바깥쪽으로 열어내는 느낌으로 호흡해보세요. 특히 호흡이 얕은 분들이나 불면증을 호소하는 분들은 잠자기 전, 꼭 시도해보기를 추천합니다.

백조 자세

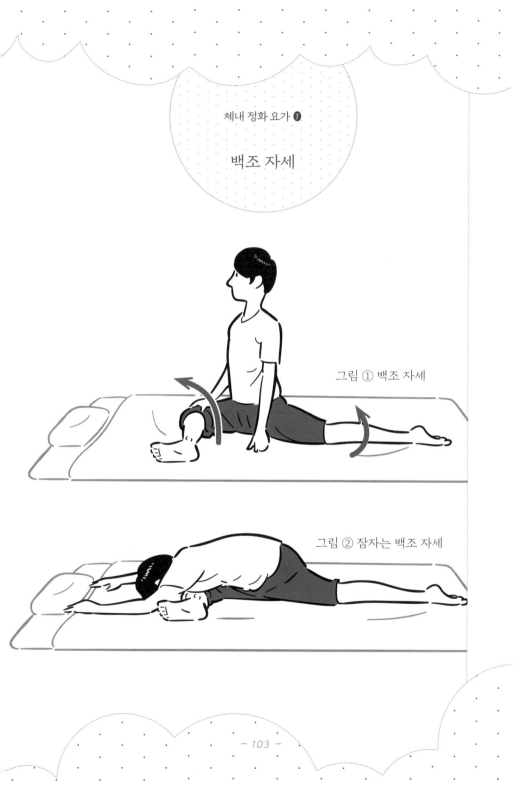

그림 ① 백조 자세

그림 ② 잠자는 백조 자세

1 • 테이블 자세를 한다.
2 • 오른 다리의 무릎을 바깥을 향해 굽혀 손과 손 사이에
　　 내려둔다. 왼 다리는 뒤로 쭉 뻗는다.
3 • 오른 다리 무릎의 각도를 바꿔가면서 양쪽 엉덩이가
　　 고르게 바닥에 닿을 수 있도록 위치를 조절한다.
4 • 엉덩이를 바닥에 대고, 허리를 꼿꼿하게 세운다.
5 • 3~5분간 자세를 유지한다.
6 • 반대쪽도 같은 방법으로 진행한다.

★ 앞으로 내민 다리의 무릎을 굽히고 허벅지는 외회
　전한다. 반대쪽 다리는 뒤로 쭉 뻗어 내회전한다.

지금부터는 체내 정화를 위한 요가 자세를 소개하겠습니다.
　사무직에 종사하는 분들은 엉덩이나 허리가 뭉치기 쉬운데, 허리 주변을 이완하는 것만으로도 훨씬 편안하게 잠자리에 들 수 있습니다.
　자세의 기본은 골반을 바르게 세우고 엉덩이의 높이를 좌우 균일하게 유지하는 것입니다. 자세가 편안해졌다면 몸을 좌우로 움직이면서 스트레칭이 필요한 쪽으로 체중을 실어봅니다. 혹여 자세가 불편하다면 엉덩이 밑에 담요를 넣어 자신에게 맞는 높이를 설정합니다.
　그림 ①과 같이 손으로 바닥을 내리눌러 허리를 곧게 세우면 백조 자세, 그림 ②와 같이 상체를 앞으로 숙이면 잠자는 백조 자세가 됩니다.

유연성이 좋은 분은 바깥으로 향해 구부린 무릎과 발목의 각도가 90도가 되도록 합니다. 반대로 몸이 경직되어 있는 분은 무릎과 발목의 각도를 45도 정도로 비스듬하게 두고 발목을 앞쪽으로 최대한 뻗어낼 수 있게 합니다.

앞에 있는 다리는 무릎을 굽히면서 허벅지를 외회전시키고, 뒤에 있는 다리는 쭉 뻗으면서 허벅지를 내회전시킵니다. 뒤에 있는 다리를 일자로 쭉 뻗지 못하는 분은 무릎을 살짝 굽혀 자세를 유지해도 좋습니다. 백조 자세는 반신욕을 마친 뒤 수련하면 보다 좋은 효과를 볼 수 있습니다.

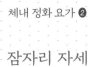

체내 정화 요가 ❷

잠자리 자세

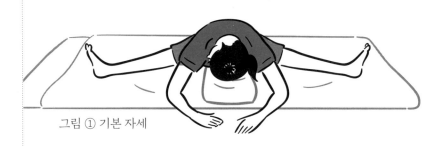

그림 ① 기본 자세

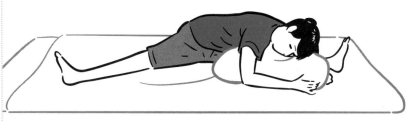

그림 ② 변형 자세 1

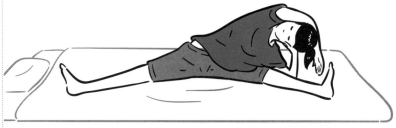

그림 ③ 변형 자세 2

1 • 양다리를 앞으로 쭉 뻗고, 골반은 바로 세워 앉는다.
2 • 무리하지 않는 범위 내에서 양다리를 가로로 벌린다.
3 • 고관절에서부터 체중을 천천히 상체로 이동시킨다.
4 • 등과 다리 안쪽이 쭉 늘어나는 것을 느끼면서 앞으로 상체를 숙인다.
5 • 양손은 앞으로 뻗거나 상체를 지지할 수 있도록 바닥에 대는 등 자신이 원하는 위치에 두고 3~5분간 자세를 유지한다.

★ 무릎을 살짝 굽히거나 배 아래에 쿠션 등을 넣으면 몸에 힘을 빼기 수월해진다.

잠자리 날개처럼 양다리를 가로로 벌리고 상체를 앞으로 숙여 고관절, 햄스트링, 척추를 이완하는 자세입니다.

골반을 바로 세우고, 양다리를 가로로 벌려봅니다. 이때 무리해서 다리를 벌릴 필요는 없습니다. 벌릴 수 있을 만큼 벌려주고, 다리에 전해져오는 감각을 느껴보면서 상체를 앞으로 굽혀갑니다.

최선을 다해 다리를 벌리거나 상체를 앞으로 굽히는 것은 중요하지 않습니다. 몸에서 힘을 빼고 중력에 몸을 내맡김으로써 나타나는 몸의 변화를 느껴봅니다.

장기간에 걸쳐 기분 좋게 버틸 수 있을 정도의 통증과 몸으로 전달되는 자극이 긴장으로 수축된 관절들을 서서히 이완시켜줍니다.

몸의 각 부위가 늘어나는 것을 느끼고 난 뒤에는 몸에 전해지는 감각을 관찰하는 것으로 의식을 바꿔갑니다.

또한 그림 ②처럼 상체를 비스듬히 숙이거나, 그림 ③처럼 몸의 옆면을 스트레칭하는 등 자세를 변형해보는 것도 좋습니다.

배 아래에 담요나 쿠션 등을 두고 그 위에 상반신을 누여보세요. 몸에 남아 있던 힘이 모두 빠지고, 좀 더 자연스럽고 깊이 있게 상체를 앞으로 숙일 수 있습니다.

자세가 불편한 분은 무릎을 살짝 구부려도 좋습니다. 무릎이나 엉덩이 밑에 담요나 쿠션을 넣어두면 상체를 수월하게 앞으로 숙일 수 있습니다.

나비 자세

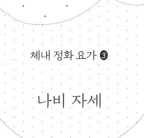

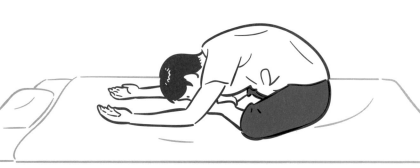

그림 ① 나비 자세

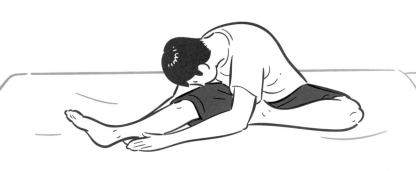

그림 ② 반나비 자세

1 • 편하게 다리를 쭉 뻗어 앉는다.

2 • 엉덩이가 한쪽으로 치우치지 않도록 힘을 고르게 배분한다.

3 • 양 발바닥이 서로 맞닿을 수 있도록 양 무릎을 굽혀 마름모꼴로 만든다.

4 • 척추를 곧게 세워 등이 쭉 늘어날 수 있도록 한 뒤, 상체를 앞으로 숙인다.

5 • 힘을 빼고 3~5분간 자세를 유지한다.

★ **무릎과 배, 머리 아래에 쿠션을 넣어 몸을 누이고, 상반신에는 힘을 뺀다.**

구부린 다리가 나비 날개처럼 보인다 하여 나비 자세라고 합니다. 등을 둥글게 말아 어깨, 등, 다리 안쪽, 머리의 긴장을 풀어 온몸에 힘을 쏙 빼는 것만으로도 몸 안 곳곳의 근육과 관절이 이완됩니다.

그림 ①처럼 양 발바닥을 붙여서 수련하는 것을 나비 자세라고 하고, 그림 ②처럼 한쪽 다리를 앞으로 뻗어 수련하면 반나비 자세라고 합니다.

나비 자세의 기본은 양발 위에 이마를 올려 마름모꼴을 만드는 것인데, 반드시 그래야 하는 건 아닙니다. 수련하는 날의 컨디션에 따라 자세는 바꿀 수 있습니다.

발뒤꿈치와 치골 사이의 거리에 따라 자극이 느껴지는 부위도 달라집니다.

반나비 자세에서는 앞으로 뻗은 다리의 무릎은 굽혀도 됩니다. 쭉 뻗은 다리의 무릎이 공중에 뜨면 무릎 아래에 타월이나 쿠션을 두어 안정된 자세를 유지하도록 합니다.

배나 머리 아래에 쿠션을 넣어두면, 상반신을 앞으로 숙일 때 몸에서 힘을 빼기 수월합니다. 척추 사이의 관절을 이완하는 것만으로도 요추의 긴장이 풀려 허리 통증을 예방할 수 있습니다.

신발끈 자세

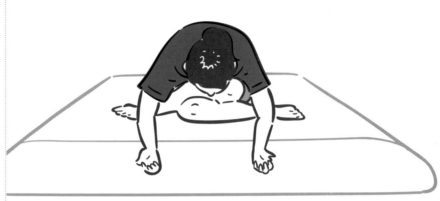

그림 ① 신발끈 자세

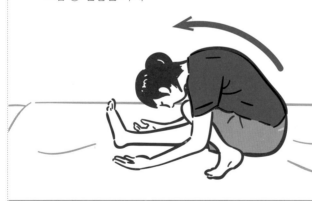

그림 ② 풀린 신발끈 자세 (또는 반신발끈 자세)

1 • 무릎을 꿇고 앉은 자세에서 왼쪽으로 비스듬히 내려 앉는다.

2 • 오른 다리를 들고 발끝이 왼쪽으로 향하게 한 뒤 양다리를 깊숙이 꼬아 앉는다.

3 • 양 발바닥은 위를 향하도록 자세를 가다듬고, 가슴 앞에 포개진 무릎을 향해 상체를 숙인다.

4 • 힘을 빼고 3분간 자세를 유지한다.

5 • 반대쪽도 같은 방법으로 진행한다.

★ 양쪽 엉덩이가 바닥에서 뜨지 않도록 주의하고, 양 무릎은 최대한 조여 상체를 앞으로 숙인다.

자신의 체중을 이용하여 고관절을 이완하는 자세입니다.

좌우 무릎을 포개어 앉아 상체를 앞으로 숙이는 그림 ①은 신발끈 자세, 밑에서 포개진 다리를 앞으로 뻗은 그림 ②는 풀린 신발끈 자세(혹은 반신발끈 자세)라고 합니다.

신발끈 자세의 포인트는 좌우 엉덩이가 바닥에 고루 닿도록 하는 것입니다. 엉덩이가 바닥에서 뜨지 않게 쿠션을 사용하는 것도 좋습니다.

자세에 여유가 생겼다면, 무릎에 배와 가슴이 닿도록 깊은 전굴을 시도합니다. 상체를 앞으로 숙이는 것만으로도 몸에 퍼지는 자극은 극대화됩니다. 좌우 엉덩이와 고관절이 늘어나는 것을 느껴보세요.

배 아래나 머리 아래에 쿠션을 넣어 상반신에 힘을 뺄 수 있게 합니다. 고관절이나 허벅지 안쪽 근육, 엉덩이 안쪽 근육에 전달되는 자극을 충분히 관찰해봅니다.

바나나 자세

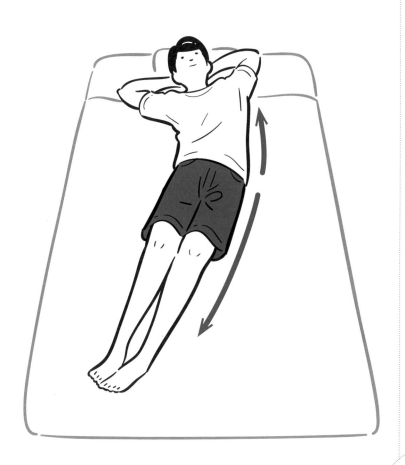

1 • 등을 대고 바르게 누운 자세에서 양다리를 모으고, 양
   손으로 목 베개를 한다.
2 • 골반을 중심으로 양다리를 오른쪽으로 기울인다.
3 • 오른쪽 옆구리를 수축하고, 왼쪽 옆구리를 크게 열어둔
   다. 위에서 봤을 때 바나나 모양이 되게끔 자세를 취한다.
4 • 자세에 여유가 생기면 왼 다리를 오른 다리 위에 올려
   3분간 자세를 유지한다.
5 • 반대쪽도 같은 방법으로 진행한다.

★ 골반을 중심으로 몸을 휘게 하여 바나나 모양을 만
  든다.

몸을 바나나처럼 휘어지게 만듦으로써 옆구리와 배, 허리 주변과 다
리 바깥쪽에 있는 정강이 인대를 늘여줍니다.
　양다리를 모으고, 엉덩이가 바닥에서 떨어지지 않도록 합니다. 한
쪽 옆구리는 수축하고, 반대편 옆구리는 활짝 열어둡니다.
　손은 머리 뒤에서 깍지를 껴 목 베개를 합니다. 이때, 목이 쭉 늘어
날 수 있도록 팔꿈치를 굽히거나 왼손으로 오른쪽 목을, 오른손으로
왼쪽 목을 마사지해줍니다.
　자세에 여유가 생겼다면, 활짝 열어둔 옆구리 쪽 다리를 반대쪽
다리 위에 올려두세요. 척추 사이, 늑골 사이에 공간을 만들어주는
느낌으로 몸을 늘여갑니다.

척추 비틀기

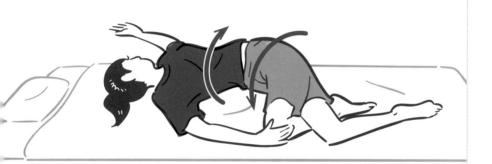

요
가
수
련
법

1 • 등을 대고 바르게 누운 자세에서 무릎을 구부려 세운다.

2 • 왼 다리를 오른쪽 무릎 위에 올리고, 양다리를 겹쳐 꼬아준다.

3 • 그대로 무릎을 오른쪽으로 눕히고, 왼 가슴을 왼쪽으로 향하게 열어둔다. 오른손으로 왼 다리를 가슴 방향으로 끌어당긴다.

4 • 3~5분간 자세를 유지하면서 깊은 호흡을 내쉰다.

5 • 반대쪽도 같은 방법으로 진행한다.

★ 어깨나 팔에 통증이 느껴질 때, 등에 쿠션을 넣어두
면 안정적으로 수련할 수 있다.

몸을 비틀어 허리와 옆구리, 고관절을 이완하는 자세입니다.

손의 위치나 무릎의 각도, 얼굴을 돌린 방향에 따라 몸에서 느껴
지는 감각이 달라집니다.

다리를 꼬는 게 불편하다면 무리하게 꼬지 않도록 합니다. 비틀린
허리 각도는 90도 정도가 적당합니다.

양손은 좌우로 크게 벌리거나 위에 있는 다리의 무릎을 잡고 가슴
방향으로 살짝 끌어당겨줍니다.

위로 올라온 무릎이 안정적으로 바닥에 닿으면 어깨나 팔이 바닥
에서 떨어질 수도 있습니다. 하지만 수련 횟수가 늘어남에 따라 중력
을 사용하는 요령이 생기므로 어깨나 팔도 안정적으로 바닥에 닿게
됩니다. 어깨나 팔에 통증이 느껴질 경우에는 등 쪽에 쿠션을 두어
자세를 조절합니다.

척추 비틀기는 상반신이나 어깨 관절을 이완하고, 척추와 골반을
교정하는 데 도움이 되는 자세입니다.

허리를 비틀어 심호흡을 하는 것만으로도 척추에 자극이 가고, 신
경 조직을 회복하는 데 도움을 줍니다. 또한 내장 마사지 효과를 기
대할 수 있습니다.

체내 정화 요가 **❼**

누워서 하는
나비 자세

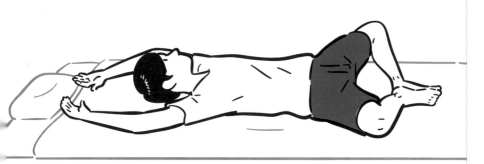

요가 수련법

1 • 등을 대고 바르게 눕는다.

2 • 양 발바닥을 마주 닿게 하고, 다리 폭을 조절한다.

3 • 양팔을 머리 위로 편안하게 뻗는다.

4 • 그대로 3~5분간 자세를 유지한다.

5 • 천천히 무릎을 펴고, 머리 위로 뻗은 팔은 원래대로 내린다.

★ 고관절이 많이 열리지 않도록 주의하면서 중력의 흐름에 몸을 맡긴다.

바로 누워서 발바닥을 마주 닿게 하는, 일명 '누워서 하는 나비 자세' 입니다.

여성의 경우, 고관절이 이완되는 것만으로도 자궁이나 난소 등 내장의 긴장이 풀려 부인과 계열 질환을 개선할 수 있습니다.

양팔을 머리 위로 편안하게 뻗고, 손바닥이 천장을 바라보게 합니다. 자세에 여유가 생겼다면, 양손을 교차하여 팔꿈치를 잡아보세요. 턱을 가볍게 쇄골 쪽으로 당기고, 가만히 눈을 감아 자세의 편안함을 만끽합니다. 허리 아래에 커다란 베개를 세로로 두면 가슴이 자연스럽게 열립니다.

고관절이 열릴 때 통증이 있는 경우에는 무릎 아래에 쿠션이나 베개 등을 괴어 좀 더 편안하게 쉴 수 있도록 합니다.

무리하게 힘을 주어 이완하려고 애쓰지 않습니다. 최대한 힘을 빼고, 몸을 바닥에 내맡기듯이 누워 허리 주변의 감각을 느껴봅니다.

기분 좋은 자세를 찾았다면 5~10분간, 그보다 조금 길게 자세를 유지해도 좋습니다. 자세에서 나올 때는 등을 대고 바르게 누운 자세에서 양 무릎을 가슴 쪽으로 당기고, 양팔로 정강이를 끌어안아 무릎에 남은 긴장감을 풀어줍니다.

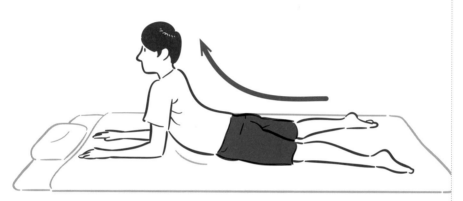

그림 ① 스핑크스 자세

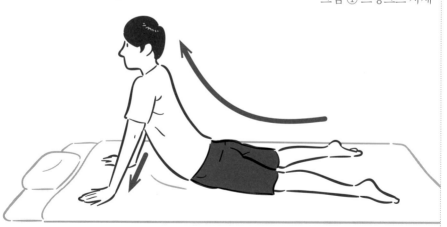

그림 ② 물개 자세

1 • 엎드린 자세에서 팔꿈치를 어깨 아래에 둔다.
2 • 자세에 여유가 생기면, 손바닥으로 바닥을 누르면서
상체를 뒤로 젖힌다.
3 • 그대로 3~5분간 자세를 유지한다.
4 • 진행 과정의 역순으로 천천히 자세에서 빠져나온다.
5 • 엎드린 채 자세의 여운을 느낀다.

★ 복압으로 허리를 늘이고, 그림의 화살표 방향에 따
라 몸의 흐름을 의식한다.

지금부터는 주로 척추 주변을 이완하는 숙면 요가를 소개합니다.
이번에 소개할 자세는 이집트 스핑크스를 연상시키듯 상체를 뒤
로 꼿꼿하게 세워주는 자세로, 고질적인 요통을 완화해줍니다.
어깨 아래에 팔꿈치를 두고 손바닥으로 바닥을 밀어내며 상체를
뒤로 젖혀냅니다. 팔꿈치나 골반 아래에 평평하게 접은 담요나 베개
등을 괴어두어도 좋습니다.
팔꿈치를 어깨 아래에 두고, 다리는 골반 너비로 벌립니다. 양발
엄지발가락 끝에서부터 양다리의 안쪽 근육이 늘어나는 걸 의식하
면서 자세를 유지합니다.
자세에 여유가 생겼다면, 손으로 바닥을 밀고 팔꿈치를 쭉 뻗은
물개 자세에서 한층 더 깊은 후굴을 시도합니다.
가슴을 높이 끌어 올리고 목을 쭉 뻗어도 좋습니다. 어깨와 귀가
가까워지거나 목이 아래로 축 처져도 괜찮습니다. 하복부의 힘으로
척추를 향해 배꼽을 밀어 올리고, 꼬리뼈는 아래로 밀어 내리면 허리
부담을 크게 줄일 수 있습니다.

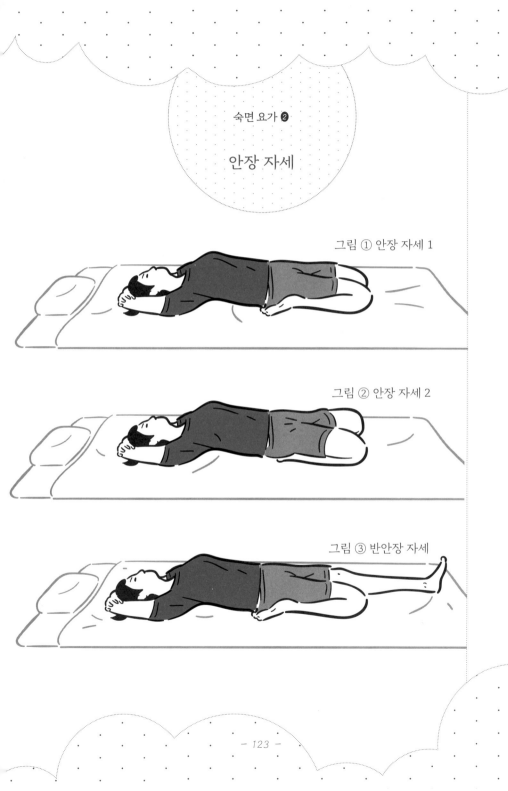

안장 자세

그림 ① 안장 자세 1

그림 ② 안장 자세 2

그림 ③ 반안장 자세

요
가
수
련
법

1 • 무릎을 꿇고 앉아 무릎 사이를 조금 벌린다.

2 • 필요하다면 담요 등을 허리 아래에 깔아둔다.

3 • 상반신을 조심스럽게 뒤로 눕힌다.

4 • 등이 바닥이나 쿠션 등에 닿았다면 가슴을 활짝 연다.

5 • 전신에 힘을 빼고, 중력에 몸을 맡긴다. 그대로 3~5분 간 자세를 유지한다.

P
O
I
N
T

★ 허리나 무릎에 통증이 느껴질 때는 무리하지 않고, 쿠 션이나 베개 등을 허리 밑에 두어 자세를 조절한다.

허벅지 앞면과 허리를 늘이고, 가슴을 크게 펼치는 자세입니다. 그림 ①처럼 엉덩이를 바닥에 닿게 하는 자세와 그림 ②처럼 엉덩이를 발 꿈치 위에 올리는 자세로 나눠 수련할 수 있습니다. 본인의 몸에 맞 는 자세를 선택하여 수련합니다.

무릎을 자연스럽게 벌린 상태에서 허리는 필요 이상으로 뒤로 젖 히지 않도록 주의합니다. 자세가 어려운 경우에는 커다란 쿠션을 등 에 대고 눕는 등 수련하기 편안한 자세를 찾아봅니다.

손은 자유롭게 위치를 정할 수 있습니다. 누운 채 차렷 자세를 하 거나 손바닥을 위로 하여 만세를 해도 좋습니다. 또 그림에서처럼 양 팔꿈치를 손으로 잡는 자세를 취해볼 수 있습니다. 양다리를 한꺼번 에 수련하는 게 부담스러울 경우에는 그림 ③처럼 한 다리씩(반안장 자세) 수련해봅니다.

무릎이나 발목에 통증이 있는 경우나 고관절에 위화감이나 통증이 느껴질 때는 무리하지 않는 편이 좋습니다.

허벅지 앞면을 스트레칭하고 가슴을 크게 여는 것만으로 호흡이 깊어지고 몸에 쌓인 피로가 풀립니다. 대퇴사두근, 코어 근육, 대요근을 기분 좋게 늘일 수 있습니다.

안장 자세는 위 경락을 자극하여 내장의 움직임을 돕고, 소화 능력을 촉진하는 작용을 합니다. 과식한 날이나 심리적 부담으로 스트레스를 받았을 때 수련하면 좋은 자세입니다.

애벌레 자세

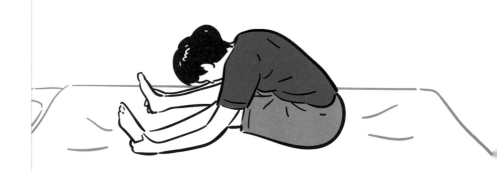

요가 수련법

1 • 양다리를 앞으로 쭉 뻗고 앉는다.

2 • 양 무릎을 살짝 구부리고 골반부터 상체를 앞으로 숙인다.

3 • 양손을 편한 위치에 두고, 등을 둥글게 말아 곡선을 이루게 한다.

4 • 양다리가 서로 겹쳐지거나 닿지 않게 주의하면서 3~5분간 자세를 유지한다.

5 • 손으로 바닥을 짚고 서서히 상체를 일으켜 자세에서 빠져 나온다.

★ 무릎을 살짝 구부리고, 등을 둥글게 말아 몸에서 힘
을 완전히 뺀다.

대표적인 전굴 자세입니다.

흔히 우리가 알고 있는 요가에서는 전굴을 할 때 등을 쭉 펴고 내
려가는 것이 기본입니다. 다만 이 자세는 '애벌레'라는 명칭에서부터
알 수 있듯이, 등을 말아 곡선을 이루게 하는 것이 중요합니다. 무릎
도 억지로 펴낼 필요가 없습니다.

무릎을 살짝 구부리고 등을 자연스럽게 말아 둥글게 하면, 허리
근육이나 근막이 안정된 자세로 늘어날 수 있습니다. 또 등 근육 스
트레칭에도 큰 도움이 됩니다. 필요하다면 이마나 배 아래에 쿠션을
넣어두어도 좋습니다.

고관절이 경직되어 있거나 골반이 뒤로 밀려나 있는 경우에는 담
요나 쿠션을 다리 아래에 두고 앉으면 골반 교정에 도움이 됩니다.

다리도 무리해서 앞으로 쭉 뻗어내기보다는 몸 상태에 맞춰 약간
구부리는 것을 추천합니다. 수련을 하고 여유가 생기면 조금씩 뻗어
보도록 합니다.

무리하게 깊은 전굴을 시도하기보다 상반신에 힘을 완전히 빼는
연습을 합니다. 결과적으로는 그것이 더 깊은 수련으로 이어지게 합
니다.

달팽이 자세

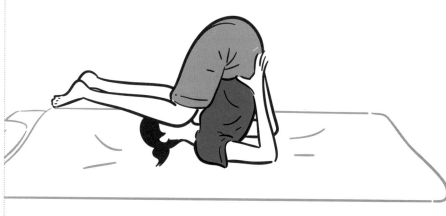

그림 ①

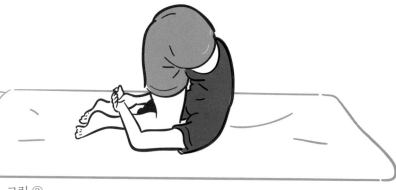

그림 ②

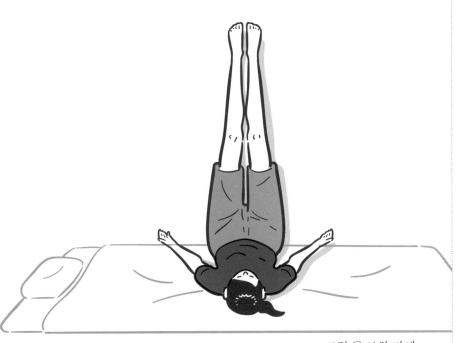

그림 ③ 보완 자세

1 • 바른 자세로 누워 양 무릎을 세워준다.

2 • 양다리를 천장을 향해 들어 올린 후, 양 무릎을 위로 쭉 뻗는다.

3 • 엉덩이를 번쩍 들어 올려 발끝을 머리 쪽 바닥으로 내린다.

4 • 다리를 쭉 늘여보거나 무릎을 굽히는 등 다양한 시도를 통해 다리와 손의 편안한 위치를 찾는다.

5 • 자세가 안정되면, 그대로 1~3분간 자세를 유지한다. 자세에서 나올 때는 등을 둥글게 말아가면서 척추부러 치골순으로 바닥에 닿을 수 있게 천천히 몸을 내린다.

★ 수련 중에는 목을 움직이지 않는다. 위화감이나 통증이 느껴질 때는 무리하지 않는다.

내장을 전체적으로 마사지하고, 척추와 골반을 뒤집는 자세입니다. 목 뒤와 등 전체를 스트레칭하여 피로를 푸는 데 탁월한 효과가 있습니다.

달팽이 자세를 수련하는 동안에는 절대 목을 움직이거나 다른 곳에 시선을 돌려서는 안 됩니다. 목 피로를 푸는 데 극적인 효과가 있는 자세이지만, 목에 부담이 많이 가는 탓에 경추가 약한 분들은 특별히 조심해야 합니다.

엉덩이를 들어 올려 발끝을 머리 위쪽 바닥으로 넘겼다면, 무릎을 자연스럽게 이완합니다. 발끝이 바닥에 닿지 않고 떠 있는 경우에는 그림 ①처럼 양손으로 허리를 지지해줍니다.

발끝이 머리 위쪽 바닥에 닿았다면, 손을 머리 쪽으로 쭉 뻗습니다. 자세에 여유가 생겼다면, 그림 ②처럼 무릎을 굽혀 다리를 어깨 쪽으로 당겨 무릎이 귀를 막는 듯한 자세를 만듭니다.

목에 부담이 가는 게 두렵다면, 어깨 아래에 쿠션을 넣어두면 쉽게 어깨에 체중을 실을 수 있습니다.

달팽이 자세를 수련하기 어려운 분들은 그림 ③처럼 다리를 올려주는 것만으로도 충분합니다. 또 벽에 다리를 기대어 수련해도 좋습니다.

악어 자세

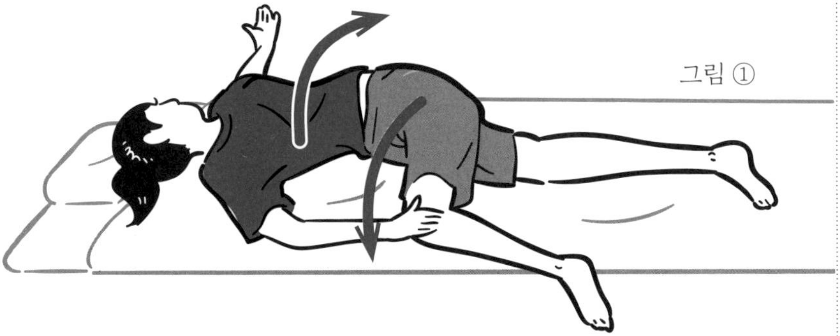

그림 ①

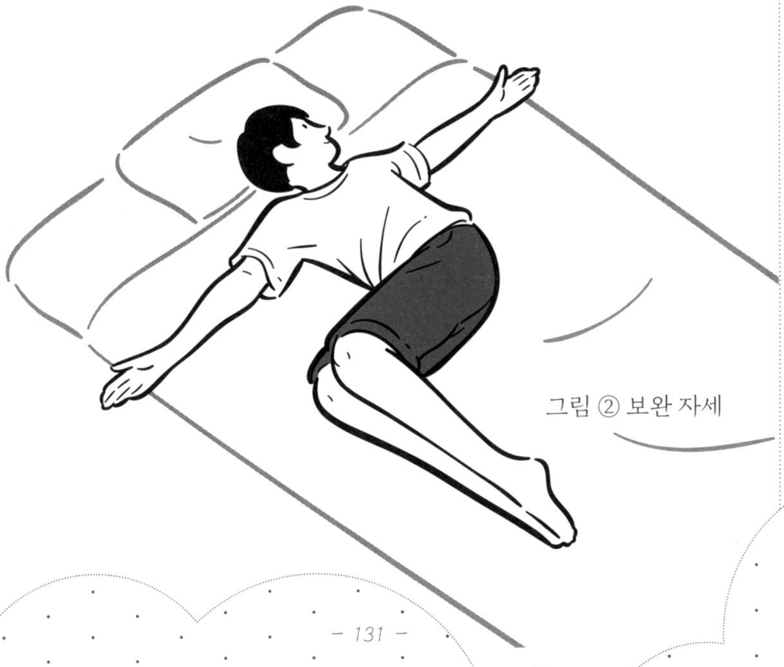

그림 ② 보완 자세

1 • 등을 대고 바르게 누워 오른 다리는 쭉 펴고 왼 다리는 무릎을 굽힌다.

2 • 숨을 내쉬면서 오른쪽으로 모로 눕는다. 왼 다리가 공중에 뜨지 않도록 오른손으로 왼 다리를 누른다.

3 • 숨을 들이쉬면서 왼손을 왼쪽으로 쭉 펴고, 오른 다리는 바닥에서 떨어지지 않도록 버틴다. 몸을 위아래로 길게 쭉 늘인다.

4 • 숨을 내쉬면서 상체를 왼쪽으로 비튼다. 왼손은 왼쪽으로, 얼굴은 가볍게 왼쪽을 향해 돌려준다.

5 • 그대로 3~5분간 자세를 유지하고, 반대쪽도 같은 방법으로 진행한다.

★ 척추가 아래에서부터 순서대로 나선을 그리는 형태로 가슴을 펼쳐낸다.

바로 누워서 전신을 비트는 자세입니다. 척추에 적절한 자극을 주어 온몸의 긴장을 풀어줍니다. 자기 전이나 요가 수련의 마지막 정리 자세로 적당합니다.

허리를 비틀어주는 것으로 요통이 완화되고, 배 마사지 효과가 있어 변비 해소에도 좋은 자세입니다.

양 무릎을 모아서 수련해도 좋고, 자세에 여유가 생겼다면 한 다리씩 수련해도 좋습니다.

한쪽 무릎을 굽혀 자세를 수련하면, 좀 더 깊이 허리를 비틀 수 있습니다. 쭉 뻗은 다리를 뒤에서 끌어당기듯 힘을 주면, 가벼운 후굴을 겸할 수도 있습니다.

양 무릎을 굽혀 수련할 때 양 무릎을 가슴 가까이 닿게 하면 척추의 긴장이 이완되고, 가슴이 확 열려 편안하게 쉴 수 있습니다.

가슴은 중앙에서부터 여는 기분으로 쭉 늘여줍니다. 어깨가 바닥에서 떨어지는 경우에는 어깨 밑으로 담요를 두면 안정적으로 자세를 유지할 수 있습니다.

양손은 옆으로 쭉 펼쳐내거나, 굽힌 무릎과 바닥으로 뻗은 허벅지가 안정적으로 자세를 취할 수 있도록 꾹 눌러줍니다.

고양이 꼬리 자세

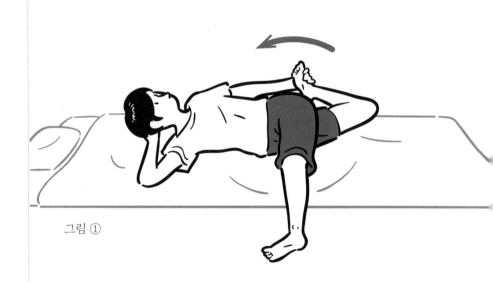

그림 ①

요가 수련법

1 • 등을 대고 바르게 누워 다리를 쭉 뻗은 상태에서 왼 다리를 오른쪽으로 넘겨 악어 자세를 만든다.

2 • 왼손을 왼쪽에 두고, 얼굴도 가볍게 왼쪽으로 돌려 허리를 비틀어준다.

3 • 오른 무릎을 굽히고 왼손으로 오른 발목을 잡는다. 반대쪽 손은 편안한 위치에 놔둔다.

4 • 그대로 3~5분간 자세를 유지하고, 반대쪽도 같은 방법으로 진행한다.

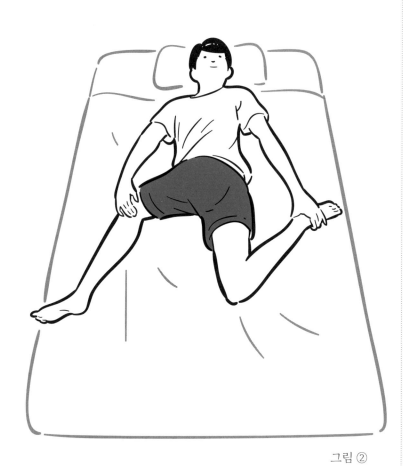

그림 ②

★ 등 쪽으로 옮긴 발을 손으로 잡아당기면, 허벅지 앞
면 근육을 늘여주고 어깨와 가슴을 열어준다.

앞서 소개한 악어 자세의 변형으로, 쭉 뻗은 다리의 발끝을 등 뒤쪽
으로 보내 가벼운 후굴을 가미한 자세입니다. 좀 더 깊은 후굴 자세
를 원한다면, 무릎을 굽혀 손으로 발등을 잡습니다.

그림 ①처럼 손으로 발을 끌어당기면서 허벅지 앞면 근육을 스트
레칭해줍니다. 그림 ②처럼 양손으로 다리를 눌러주면서 조금씩 양
다리를 위로 올려가면, 몸을 비틀면서 후굴까지 진행할 수 있습니다.

손과 발의 위치 혹은 힘 조절은 허벅지 스트레칭과 후굴, 비틀
림의 정도에 따라 조절합니다. 위에 올라온 다리의 무릎은 굽혀도
좋고, 펴도 좋습니다. 다만 무릎을 굽히면 비틀림의 강도는 깊어
집니다.

자세가 끝난 뒤에는 양 무릎을 가슴 쪽으로 당기고, 양팔로 정강
이를 끌어안아 무릎에 남은 긴장감을 풀어줍니다.

숙면 요가 **7**

송장 자세

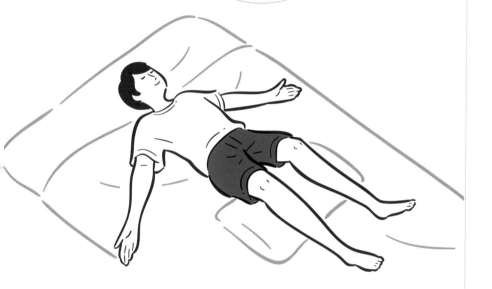

요
가
수
련
법

1 • 등을 대고 바르게 누워 가볍게 눈을 감은 후 전신에 힘을
빼다.

2 • 양다리를 어깨너비로 벌리고, 양팔은 몸에서 조금 떨
어진 곳에 놔둔다.

3 • 허리가 좋지 않은 경우 양 무릎 아래에 둥글게 만 담요
나 베개를 둔다.

4 • 전신에 힘을 빼고, 안정적인 호흡을 유지한다.

5 • 가장 편안한 자세로 5~15분간 자세를 유지한다.

★ 무릎 아래에 쿠션 등을 괴면 허리가 편안해진다.

산스크리트어로는 '사바아사나 Savasana'라고 하며 무소유의 자세, 또는 완전한 휴식 자세라고도 합니다. 요가 수련을 마무리할 때, 등을 대고 바르게 누워 양 팔다리를 몸에서 쭉 뻗어내는 자세입니다. 팔다리가 이완되어 목과 머리, 얼굴 등이 편안해집니다.

미간에 힘을 빼고, 이마가 넓어지는 느낌으로 가볍게 눈을 감습니다. 양다리를 허리 너비로 넓게 벌리고, 양팔은 자연스럽게 넓게 벌려 손바닥이 천장을 향하게 둡니다. 완전히 무방비한 상태가 되기 때문에 몸의 안정감과 편안함을 느낄 수 있습니다.

무릎 아래에 쿠션을 두어 다리 높이를 조정하면, 허리 주변의 긴장감이 풀려 좀 더 깊은 이완 효과를 누릴 수 있습니다. 또한 몸에 담요 등을 덮어주면 안정감을 느낄 수 있습니다.

손 위치는 머리 위로 크게 만세를 하듯 올려도 상관없습니다. 다리를 좀 더 벌려 별을 그린 듯한 자세를 취해도 좋습니다.

호흡에 신경을 쓰거나 편안해지려고 노력하거나 자세에 집중하려는 집착을 모두 버리고, 몸이 스스로 이완되는 것을 느껴봅니다.

어떠셨습니까?

수련이 처음이라면, 무리하게 모든 자세를 열심히 하려고 애쓰지 마세요.

'오늘은 바나나 자세를 해봐야지.'
'달팽이 자세 하나는 꼭 하고 자야지.'

이렇게 지금 자신에게 꼭 필요한 자세 하나를 골라 수련해 봅니다. 이때는 들이쉬고 마시는 호흡에만 의식을 둡니다. 전력을 다해 자세를 취하려 하지 말고, 3~5분간 전신에 힘을 빼고 60퍼센트 정도의 에너지만으로 몸을 늘이고 조이면서 몸의 변화를 느껴봅니다.

최적의 취침 요가는 자세를 고루 수련해보고 나서 내 몸에 맞는 네 가지 자세를 골라 약 20분간 수련을 진행하는 것입니다. 앞서 16~18페이지에 추천 시퀀스를 소개해두었으니 참고해보세요.

또한 취침 요가를 마치고 나면 경직된 조직이 유연해져서 체내 수분을 흡수하므로 수분을 충분히 보충해줍니다.

매일 밤 규칙적으로 취침 요가를 하면, 몸 안 깊숙한 곳까지 이완되어 수면의 질이 눈에 띄게 향상되는 걸 느낄 수 있을 것입니다.

취침 요가는 가급적 혼자서 조용하게 수련하는 것을 추천합니다.
하지만 어린 자녀를 둔 어머니처럼 혼자만의 시간을 갖기
어려운 분도 많을 겁니다. 그럴 때는 요가 수련을 하면서
동시에 다른 일을 하면 됩니다. 가령 아이나 반려동물과 함
께 놀이하듯이 잠자리 자세를 취한다든가, 가족과 함께 텔
레비전을 보면서 스핑크스 자세를 취하는 것입니다. 물론
이 경우에도 자세의 완성에 목적을 두기보다는 가능한 범
위 안에서 수련을 할 수 있도록 균형을 맞춰주세요.

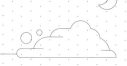

음과 양, 그 모든 것에는 존재하는 가치가 있다

하타 요가의 '하Ha'는 태양을 의미하고, '타Tha'는 달을 지칭합니다.

다시 말해, 하타 요가는 '들이쉼과 마심' '음과 양' '교감 신경과 부교감 신경'처럼, 전혀 다른 두 원리가 균형을 맞춰 조화를 이루는 요가입니다.

지금까지 설명해온 취침 요가의 'being 모드'는 '음'으로, 현상을 있는 그대로 받아들이고 인정하는 여성성의 에너지입니다. 인요가의 정반대인 'doing 모드'는 '양'으로, 능동적으로 추구하는 목표점이 있고 이상을 현실로 만들어내는 남성성의 에너지입니다.

바깥일이나 집안일에 쫓기며 사는 우리 현대인은 지극히 '양의 에너지'에 편중되어 있습니다. 따라서 이 책에서는 '음의 에너지'를 중심으로 전달하고 있지만, 실제로 우리가 살아가는 데에는 음과 양, 모두 중요한 요소로 쓰입니다.

때에 따라 '양DO의 에너지'를 써서 지향하는 목표를 향해 나아가는 것도 인생에 꼭 필요합니다. 자신이 원하는 인생을 살아가기 위해, 삶을 자신이 생각한 대로 끌고 나가는 것이 결코 나쁜 것은 아니니까요.

이상을 추구하고, 문제를 끝까지 파고들어 극복하는 자세와 자신의 한계를 초월한 긍정적인 발상과 의욕… 이러한 양의 에너지 없이는 새로운 세상을 만들어내기가 어렵습니다. 의지와 인내심, 굳건함과 지속적인 노력은 꼭 필요합니다. 노력한 만큼 성장하게 마련이니까요.

매일매일 최선을 다해 살아가고, 언제나 밝고 긍정적인 삶의 태도를 유지한다는 건 무척 좋은 습관입니다. 다만 살다 보면 생각대로 이뤄지지 않을 때도 많습니다. 자신의 열정을 무리하게 소비하다가 삶에 대한 회의가 들기도 할 것입니다.

그럴 때 자신의 상황을 외면하거나 초조해하거나 어떻게든 자신의 생각대로 맞춰보려고 아등바등하는 것을 멈춰보세요. 그 대신 숨을 크게 내쉬고, 꽉 주먹 쥔 손에 힘을 탁 풀어보는 것입니다.

마음의 기어를 '음BE'의 상태로 바꾸고, 마음과 몸을 쉬게 해주세요. 그것만으로도 마음에 여유가 생길 것입니다.

중요한 것은 '음'과 '양'의 균형입니다. 예를 들어 설명하자면, 이것은 현악 연주와 같은 원리입니다. 현악기의 현은 느슨하게 풀면 좋은 소리가 나지 않고, 팽팽하게 조이면 툭 끊어지고 맙니다.

요가도 마찬가지입니다. 자신의 몸에 맞춰 적당히 늘여주면 유연성이 눈에 띄게 좋아집니다. 그러나 무리하게 몸을 쓰면 부상을 입거나 통증의 원인이 됩니다. 또 아무 노력도, 수련도 하지 않게 되면 그 어떤 효과도 볼 수 없겠죠.

중요한 건 음과 양, 그 모든 것에는 존재하는 가치가 있다는 것입니다. 음과 양, 들이마시는 숨과 내쉬는 숨, 긴장과 이완, 교감 신경과 부교감 신경, 쉼과 움직임, 그 모든 것을 받아들이면서 내 안의 균형을 찾아봅니다.

'대체 명상 수련을 얼마나 해야 명상 효과가 나옵니까?'

제가 자주 듣는 질문입니다.

저는 여러분의 일상 속에 명상이 자리 잡기를 바라기 때문에 명상 효과가 얼마나 대단하고 훌륭한지에 대해 전하고 있지만, 그 결과에만 집착하면 되레 명상으로부터 멀어지는 결과를 초래하게 됩니다.

명상은 앞으로 다가올 미래보다 '지금 여기'에 존재하는 것입니다.

자신의 이상을 향해 노력하는 것도 중요하지만, 결과에 대한 집착이 앞서면 오히려 원하는 결과에 미치지 못하게 됩니다. 효과를 기대하고 명상에 들려고 노력하다 보면, 마음에 긴장이 생겨 깊은 명상에 들지 못합니다. 무언가를 얻으려고 하는 마음이 든다면, 내쉬는 숨에 자신의 기대 또한 토해내세요.

요가와 명상은 '진인사대천명'의 경지에 오르는 것입니다.

하나의 요가 자세로 표현한다면, '진인사'는 '최선을 다하는' 모드이고, '대천명'은 '하늘의 뜻을 기다리는' 모드입니다.

'doing 모드'로 능동적인 자신의 한계를 탐색하고 몸을 늘여줬다면, 마음의 기어를 'being 모드'로 바꿔 지금 이 순간 몸에서 느껴지는 감각을 바라보는 것에 전념합니다.

명상 상태에서 의도적으로 무언가를 생각해내려고 하지 않습니다. 명상은 어떠한 노력이나 의지를 개입시키지 않고, 그저 몸과 마음이 원하는 대로 의식의 흐름을 바라보는 것입니다. 오히려 '명상해야지!'라고 의지를 다질수록 명상에서 멀어지게 됩니다. 능동적으로 노력하려는 모드로는 명상이 이뤄지지 않습니다.

잠을 자는 것도 마찬가지입니다. '자야지, 자야지' 생각하면 잠이 오지 않습니다. 잠은 마음을 내려놓았을 때 일어나는 생리 현상입니다.

그렇다고 그 노력이 무의미하다는 것은 아닙니다. 자신의 몸과 호흡을 정돈하고, 미리 마음을 준비하는 것으로 명상이 한층 수월해집니다.

잠을 자는 것도 명상과 같습니다. 아침 햇살을 충분히 쬐고, 충분히 운동하고, 자기 전 반신욕을 하면 잠을 이루는 것이 훨씬 쉬워집니다. 역시 '내가 할 수 있는' 최대한의 준비를 하는 것이 중요합니다.

다시 말해, 명상이나 숙면을 취하는 비결은 이 두 가지 모드를 완벽하게 나누는 것, 'doning 모드'와 'being 모드'의 조합에 있습니다. 따라서 '취침 요가'는 이 두 가지 모드를 바꿔가며 연습하는 것의 반복입니다.

언제 어떤 상황에서도 당황하지 않게끔 지금 당장 할 수 있는 것을 최대한 열심히 해두면, 그다음은 하늘의 뜻을 기다릴 뿐입니다. 그것은 무엇을 이루고자 하는 마음을 비워내고, 지금까지의 노력이나 목적을 잊는 것입니다. 커다란 흐름에 나 자신을 내맡기는 것만으로도 명상 상태와 수면 상태에 이르게 될 것입니다.

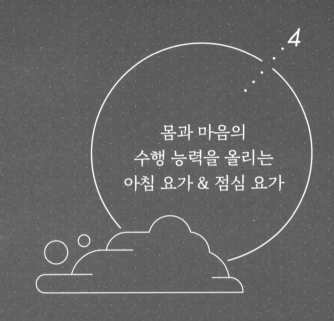

몸과 마음의
수행 능력을 올리는
아침 요가 & 점심 요가

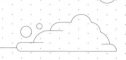

취침 요가는
아침 요가와 세트로 수련한다

지금부터는 아침에 일어나서 수련하기 좋은 최적의 자세를 소개하겠습니다.

아침 요가는 밤새 자고 난 뒤 막 일어난 몸을 깨우는 데 탁월한 효과가 있습니다. 아침에 일어나면 몸과 머리가 완전히 깨지 않은 경우가 대부분입니다. 그러나 지금부터 소개하는 자세를 수련하면, 머리와 몸이 동시에 깨어나고, 기분 좋은 하루를 시작할 수 있습니다.

아침 요가는 '양요가'를 중심으로 수련합니다.

양요가는 겉으로 드러나지 않은 속 근육을 활성화합니다. 특히 척추 주변으로 몸 안의 에너지를 통하게 하는 길을 열어주어 자세를 좋게 만들고, 긍정적으로 하루를 시작할 힘이 되어줍니다.

아침에 일어나서 미지근한 물이나 차를 한 잔 마시고 아침 요가를 수련해보세요. 내장 기관의 움직임을 활성화시켜 배변 활동을 촉진하고, 더불어 피부 결이 정리되는 걸 느낄 수 있을 겁니다.

침대나 매트가 폭신하여 자세를 잡는 게 불안정할 경우에는 요가 매트를 적극적으로 활용합니다. 조금 딱딱한 요를 깔고 그 위에서 수련하는 것도 좋은 방법입니다.

수련을 처음 시작하는 분이라면 한 가지 자세부터 서서히 시작합니다. 이후 요가 수련에 익숙해졌다면, 아침과 저녁에 세트로 진행해보세요. 확실한 시너지 효과를 누릴 수 있습니다.

하루를 자신의 호흡과 몸에 집중하는 것으로 시작하면, 지금 여기에 있는 기쁨을 누릴 수 있습니다. 또 마음의 평화와 긍정적인 감정에 좀 더 가까이 다가갈 수 있습니다.

그와 동시에 감수성이 좋아져 부정적인 감각이나 감정에도 좀 더 빠르게 대처할 수 있습니다. 자칫 자신의 감정을 좋지 않게 받아들일 수도 있겠지만, 그것이 나쁘다고 단정지을 수는 없습니다.

호흡과 신체 감각을 통해 초조해하거나 긴장하거나 짜증내는 자신을 스스로 돌아보면, 자신의 감정과 마주하는 것이 수월해집니다. 일이나 인간관계 속에서 발생하는 돌발 상황에도 휘말리지 않고 냉정하게 대처할 수 있게 되고요.

하루의 시작과 끝에 마음챙김의 시간을 갖는 것만으로도 일상생활을 두루 살필 수 있습니다.

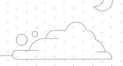

아침 햇살을 받으며
자신을 원점으로 돌린다

본래 우리의 체내 시간은 25시간 주기로 이루어져 있다고 합니다. 그런데 어째서 우리는 24시간 주기로 생활을 하게 되었을까요? 여러 학자는 체내 시간을 계속 연구해오면서, 우리의 체내 시간이 아침 햇살을 받으면 원점으로 돌아간다는 것을 알아냈습니다.

아침에 일어나 아침 햇살을 받으면, 우리의 몸은 '세로토닌'을 생성합니다. 세로토닌은 인간을 활동적으로 만들어주는 신경 전달 물질로서, 교감 신경을 자극하고 뇌를 깨워 체내 시간을 원점으로 돌려줍니다. 그리고 하루 종일 이 세로토닌에 의한 자극으로 인간의 활동 상태가 유지됩니다.

뇌에서 분비되는 세로토닌의 활동은 의식을 깨우는, 이른바 각성 작용만을 하는 것이 아닙니다. 세로토닌의 분비가 늘어나면, 인상이 밝아지고 몸의 통증이나 부정적인 생각, 스트레스가 해소되어 쉽게 행복하다고 느끼게 됩니다.

세로토닌은 분비된 뒤 열네 시간에서 열다섯 시간 정도가 지나면, 잠을 부르는 '멜라토닌'이라는 수면 호르몬으로 바뀝니다. 그러니 햇볕을 쬐어 분비되는 세로토닌이 부족하면, 멜라토닌 생성에 영향을 미치고 숙면을 취하기 어려워지겠죠. 다시 말해, 우리 몸은 아침에 햇살을 충분히 받으면, 밤에 자연스럽게 숙면으로 이어지게 됩니다.

그러므로 아침 햇살을 충분히 쬐며 하루를 시작하는 것은 꼭 필요한 일입니다.

아침에 일어나면 우선 커튼을 걷고, 아침 햇살을 온몸으로 받아봅시다. 아침 햇살, 그 따스함을 오감으로 느껴보세요. 그것이야말로 양질의 숙면을 확보하기 위한 첫걸음입니다.

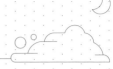

아침을 깨우는 요가, 태양 경배

양질의 수면을 확보하기 위해서는 취침 요가뿐 아니라 아침을 어떻게 시작하느냐도 중요합니다. 아침 햇살을 받으며 요가나 산책을 하는 것으로 자신의 정신과 체내 시간을 원점으로 돌려보세요.

만일 아침에 따로 시간을 내기가 어려운 분들은 이불 위에서 전신을 늘이거나, 양팔을 쭉 펴고 양손을 쥐었다 폈다를 반복해보세요. 그것만으로도 효과가 있습니다.

천천히 호흡하면서 몸을 움직이다 보면, 자율 신경이 교감 신경으로 바뀌고 혈압과 체온을 상승시켜 몸과 머리를 깨웁니다.

제가 가장 추천하는 것은 바로 태양 경배 자세입니다. 태양 경배 자세는 산스크리트어로 '수리아 나마스카라Surya Namaskara'라고 합니다. 호흡과 동작을 맞춰 열두 가지 자세를 연이어 진행합니다(이 책에서는 여섯 가지 자세로 축약하였습니다).

아침에 일어나 태양 경배 자세를 수련하면 혈액 순환이 활발해집니다. 또 속 근육이 활성화되고 대사가 촉진되죠. 강하고 유연하며 탄력적인 몸으로 거듭납니다.

또한 앞으로 숙이는 전굴과 뒤로 젖히는 후굴을 반복하면, 척추 주변의 근육과 신경을 깨우고 정신이 맑아집니다. 아침 명상 전에 태양 경배 자세를 수련하면, 마음이 안정되고 긍정적으로 사고하는 자신을 느끼게 될 것입니다.

처음 수련을 하는 경우에는 각각의 자세를 확인해가면서 수련합니다. 수련 횟수가 점점 늘어나면 자세가 몸에 익어 물 흐르듯이 수련할 수 있습니다. '움직이는 명상'에 이르는 것이죠.

매일 아침 태양 경배 자세를 반복하며 보다 깊숙한 자신의 내면에 집중해봅니다. 그것만으로도 자신의 몸과 마음의 변화를 실감할 수 있습니다.

태양 경배

아침을 깨우는
수리아 나마스카라

1 • 양발을 골반 너비로 벌리고 바르게 선다.
2 • 숨을 들이마시면서 양팔을 하늘 위로 쭉 뻗는다.
3 • 숨을 내쉬면서 상체를 앞으로 숙여 전굴을 한다.
4 • 숨을 들이마시면서 상체를 가볍게 들어 올리고, 숨을 내쉬면서 다시 전굴을 한다.
5 • 숨을 들이마시면서 상체를 완전히 들어올리고 양팔을 하늘 위로 들어 쭉 뻗은 후, 숨을 내쉬면서 1의 자세로 돌아온다.

★ 호흡의 흐름에 몸을 맡기듯이 움직여 온전한 나에 이르게 한다.

숨을 들이마시면서 허리를 늘이고, 숨을 내쉬면서 상체를 앞으로 숙이는 전굴을 반복하는 것은 기존의 태양 경배 자세를 반으로 축약한 자세입니다.

수족냉증을 개선하고, 전신을 이완하여 혈액 순환 촉진, 자율 신경계의 활성화, 기분 전환 등의 효과를 기대할 수 있습니다.

몸이 유연하여 전굴 자세가 원만히 이뤄진다면, 몸을 숙여 손을 바닥에 댑니다. 전굴 자세가 쉽지 않다면, 무릎을 약간 구부려 수련하고, 도저히 자세를 취하기 어렵다면, 그림에서처럼 손바닥은 어깨 아래에 올 수 있도록 합니다.

호흡과 동작을 맞춰 몸 곳곳에 신선한 산소와 영양분을 공급해줍니다. 동작을 5회 정도 반복한 뒤에는 온몸에 전해지는 혈류와 기분의 변화를 관찰해봅시다.

아침 요가 ❶

고양이 & 소 자세

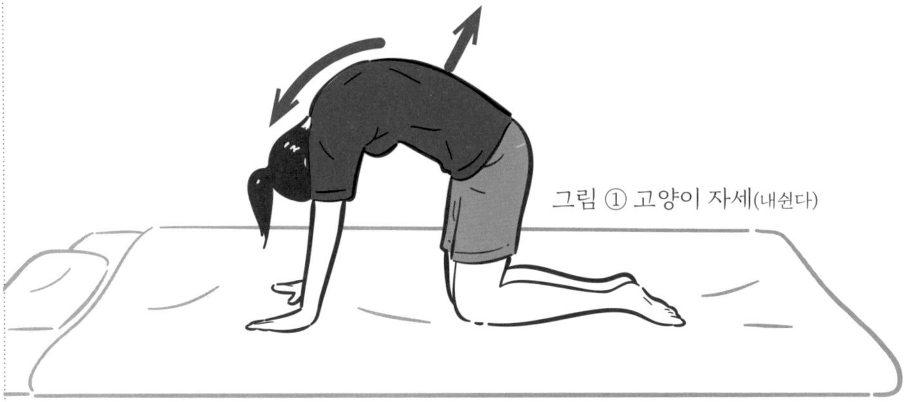

그림 ① 고양이 자세(내쉰다)

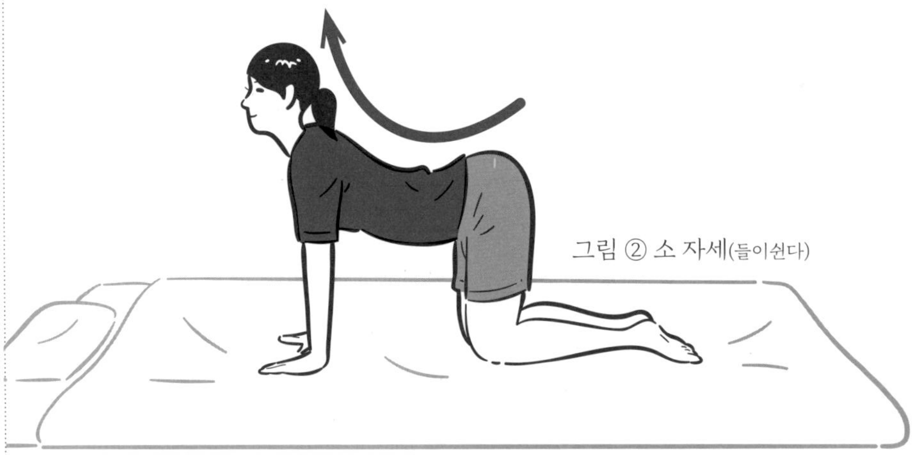

그림 ② 소 자세(들이쉰다)

1 • 테이블 자세를 하고, 가슴과 허벅지는 거의 수직인 상
태로 유지한다.

2 • 어깨 아래에 손을 두고, 허리 아래에 무릎이 올 수 있도
록 한다.

3 • 숨을 내쉬면서 등을 구부려 동그랗게 만다.

4 • 숨을 들이쉬면서 등을 가볍게 젖혀서 오목하게 만든다.

5 • 등을 둥글게 말았다가(내쉼), 거꾸로 된 아치 모양으로
만드는(들이쉼) 과정을 반복한다.

★ 파도가 넘실거리듯이 각각의 척추가 움직이는 것을
의식해본다.

아침 요가의 시작으로 최적인 자세입니다. 등을 둥글게 마는 고양이,
등을 가볍게 젖혀서 거꾸로 된 아치 모양을 만드는 소, 이 두 자세를
반복하여 척추 주변의 뭉친 근육을 풀어줍니다. 이 자세는 등 전체와
목, 허리를 마사지하는 효과가 있어 어깨 결림, 요통 등을 완화해줍
니다.

어깨 아래에 손목, 허리 아래에 무릎을 두어 자세를 바르게 한 뒤,
등을 위아래로 움직여줍니다.

숨을 내쉬면서 동그랗게 만 등을 높이 세워줍니다. 반대로 숨을 들
이쉴 때는 손으로 가볍게 바닥을 내리누르면서 배를 낮추어줍니다.
목과 어깨에 힘을 빼면 훨씬 편안하게 자세를 유지할 수 있습니다.

숨을 들이마시면서 가슴을 활짝 열고 등을 젖힙니다. 등을 젖힐

때는 어깨와 귀 사이가 멀어질 수 있게 하되, 어깨가 앞으로 튀어나오지 않도록 주의합니다. 힘을 주어 등이 굽지 않게끔 하고 천천히 허리를 늘여줍니다.

자신의 호흡에 리듬을 맞춰 척추가 파도를 타고 넘실거리듯이 움직이는 것을 느껴보세요.

초승달 자세

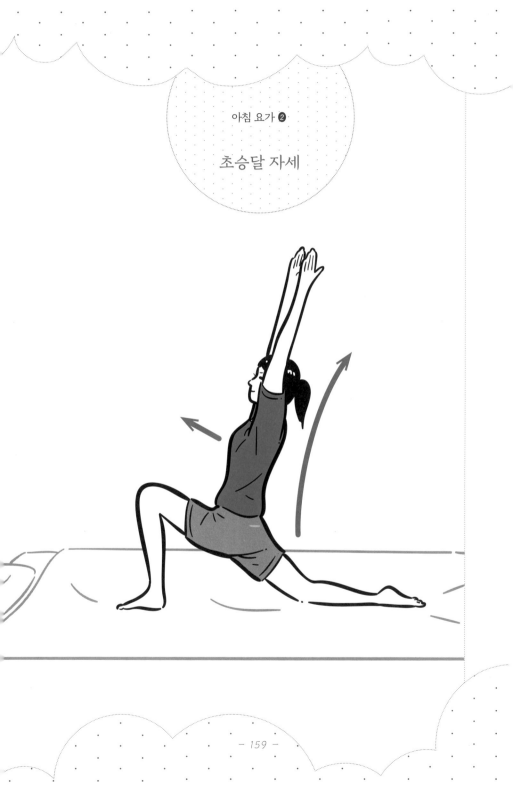

1 • 테이블 자세에서 손을 한 뼘 정도 앞으로 내민다.
2 • 손과 손 사이에 왼발을 두고, 오른 무릎을 뒤로 빼서 바닥에 붙인다.
3 • 숨을 들이쉬면서 복부에 힘을 주어 상체를 일으켜 세운다. 이때, 가슴을 활짝 펼 수 있도록 양손은 하늘 위로 쭉 뻗는다.
4 • 목과 어깨에 긴장을 풀고, 허리가 휘어지지 않도록 곧게 세워 늘여준다.
5 • 30초간 자세를 유지한 다음, 반대쪽도 같은 방법으로 진행한다.

★ 하체의 안정감과 상체의 에너지 흐름을 의식하며 상체와 하체를 스트레칭한다.

위로 쭉 뻗은 손끝과 뒤로 뻗은 다리의 발끝이 휘어서 이어진 모습이 초승달 같다 하여 '초승달 자세'로 불리는 이 자세는 '로우 런지'라고도 합니다.

복부의 힘으로 허리를 늘이면서 고관절과 허벅지 앞면을 스트레칭해주기 때문에, 허리 근육을 이완하고 요통을 예방합니다. 또한 틀어진 고관절이나 골반을 교정할 수 있습니다.

앞으로 내민 다리의 무릎과 발꿈치가 일직선상에 오게 하여 바닥과 직각을 이루게 합니다. 꼬리뼈를 바닥 쪽으로 끌어 내리고, 치골은 배꼽 쪽으로 끌어당깁니다. 엄지발가락과 발뒤꿈치에 체중을 실어 상체를 일으켜 세웁니다.

상체를 늘이기 전에 하체를 안정적으로 세워둡니다. 그리고 발바닥이 바닥에 닿는 느낌을 바라봅니다. 골반이 안정적인 위치를 찾았다면, 좌우 허리를 길게 늘이고, 양손을 높이 올려 쭉 뻗습니다. 어깨에 힘을 빼고, 가슴을 앞으로 쭉 내밀어 활짝 열어둡니다.

하체에 안정감과 상체에 에너지가 전달되는 것을 의식하며 상체와 하체를 늘여갑니다.

구부려 비튼
삼각 자세

1 • 테이블 자세에서 손과 손 사이에 왼발을 내민다.
2 • 오른손은 어깨 아래에 두고, 왼 가슴을 들어 상체를 왼쪽으로 열어둔다.
3 • 오른 무릎을 들어 올려 오른 다리를 길게 늘여준다.
4 • 오른손은 바닥을 짚고, 왼손은 위를 향해 번쩍 들어 허리를 비튼다.
5 • 30초간 자세를 유지한 다음, 반대쪽도 같은 방법으로 진행한다.

★ 뒤로 뻗은 다리의 발은 바닥을 차듯이 발끝에 힘을 주어 축을 만들고, 에너지의 흐름과 확산에 의식을 둔다.

옆구리를 비틀어 가슴을 열어주는 자세입니다.

뒤로 뻗은 다리의 무릎이 떠서 자세가 불안정할 때는 무리하지 않는 선에서 바닥에 무릎을 대고 수련을 이어갑니다. 앞으로 내민 다리의 무릎이 바닥과 수직을 이루게 하면서 뒤로 뻗은 다리의 근육과 관절을 확실하게 늘여줍니다.

뒤로 뻗은 다리의 발로 바닥을 차듯이 뒷다리에 힘을 바짝 당겨줍니다.

복압을 사용해 허리를 늘여 좌우 허리를 스트레칭하고, 가슴을 열어주면서 시선은 위로 올린 손끝을 향합니다. 이때, 목과 어깨에 힘을 빼면 훨씬 편안하게 수련할 수 있습니다.

자세에 여유가 생겼다면, 양 손바닥을 마주 대고 팔꿈치로 앞으로 내민 허벅지를 내리누르면서 상반신을 비틀어주세요. 이때, 무릎을 겨드랑이의 오목한 부분에 걸고 상체를 일으켜 좀 더 확실하게 몸을 비틀어봅니다.

복부를 비틀면서 규칙적인 호흡을 이어가면, 내장 기관이 마사지되어 장내 움직임이 활발해집니다. 또한 좌골 신경통을 완화해주고, 변비나 요통 개선에도 효과가 좋은 자세입니다.

메뚜기 자세

1 • 엎드린 자세에서 양다리를 골반 너비로 벌리고, 양손은 몸통 옆에 둔다.

2 • 숨을 들이쉬면서 양손, 양발, 머리를 편안하게 뻗어낸 상태로 들어 올린다.

3 • 목을 뒤로 길게 빼고, 양팔과 양다리는 바닥과 평행을 이뤄 손끝, 발끝까지 쭉 늘여간다.

4 • 호흡을 이어가면서 30초~1분간 자세를 유지한다.

5 • 내쉴 때 자세에서 빠져 나와 엎드린 자세로 이어간 뒤, 자세의 여운을 충분히 느껴본다.

★ 복압과 등 근육을 사용해 몸을 젖힌다기보다 길게
늘여주는 것에 의식을 둔다.

엎드려 메뚜기처럼 다리와 가슴을 들어 올리는 자세입니다. 등 근육
을 강화하고, 꼿꼿한 뒤태를 만드는 데 효과가 있습니다.

배와 골반은 바닥에 붙이고, 머리와 늑골 상부, 양팔, 양발을 바닥
에서 서서히 들어 올립니다.

가슴을 열고, 좌우 손끝은 몸에서 최대한 멀어질 수 있도록 늘여
줍니다. 양 손끝은 만세하듯 앞으로 뻗어내거나 몸 옆으로 붙여두는
등 각자 편안한 자세를 찾아봅니다. 엉덩이를 조이고, 발가락은 활짝
펴서 양발을 힘껏 늘여줍니다. 자세에 여유가 생겼다면, 몸이 바닥에
닿는 면을 최소화합니다.

머리를 들어 올리면 목이나 허리에 통증이 있을 수 있습니다. 따
라서 머리와 어깨에 충분히 힘을 빼고 온몸을 길게 늘이는 것에 의식
을 둡니다. 머리나 발을 높이 올리는 것보다 낮게 올리더라도 앞뒤로
쭉 뻗어내는 것이 중요합니다. 자세가 조금 벅차다고 느껴지는 지점
에서 자세를 유지하고, 호흡하면서 긴장된 등 근육을 의식합니다.

자세에서 나온 뒤에는 엎드린 자세에서 잠시 여운을 느껴보세요.

등 근육을 수축시킨 자세에서 빠져나오는 것만으로도 긴장이 풀
려 깊은 휴식을 취할 수 있습니다. 또한 메뚜기 자세는 자율 신경계
를 자극하여 요통을 완화하고, 피로 및 변비 해소, 등 근육 강화에 큰
효과가 있습니다.

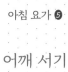

아침 요가 ❺

어깨 서기

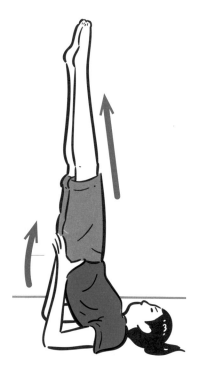

그림 ① 완성 자세

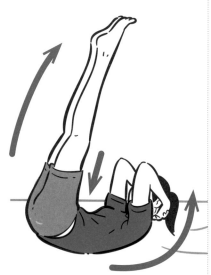

그림 ② 보완 자세

1 • 등을 대고 바르게 누운 자세에서 양발을 가지런히 모
으고 위를 향해 천천히 올린다.

2 • 손으로 허리를 짚으면서 양발과 골반을 천장 쪽으로
끌어당긴다.

3 • 양손으로 뒤에서부터 허리를 지탱하고, 겨드랑이 사이
를 좁혀 팔뚝이 땅에 닿도록 한다.

4 • 척추를 꼿꼿하게 세워가면서 발끝이 천장을 향하게 쭉
뻗어낸다.

5 • 의식을 골반에 집중하면서 호흡한다.

6 • 다리를 내리고 자세의 여운을 느낀다.

※ 혈압이나 안압이 높은 분은 수련을 삼가주세요.

★ 종아리와 허벅지를 수축하고, 복압으로 배와 척추
를 쭉 늘여준다.

어깨 서기는 '아사나Asana(요가 자세)의 여왕'이라고 불리는 요가 수련
의 핵심 자세입니다.

몸을 거꾸로 하여 온몸에 혈류를 촉진하고, 자율 신경계나 호르몬
의 균형을 맞춰줍니다. 피로 해소나 대사 증진, 스트레스 완화, 소화
기관의 순환을 돕고 머리를 맑게 해주는 효과가 있습니다.

손바닥으로 허리를 지지해가면서 다리와 머리가 일직선상에 올
수 있도록 몸을 늘여줍니다. 양다리를 맞붙여 무릎이 벌어지지 않도
록 합니다. 척추가 일직선으로 곧게 뻗는 것에 의식을 둡니다. 자세
를 유지하는 것이 불편할 때는 부등호 모양이 되어도 상관없습니다.

두통이 있는 경우에는 어깨 아래에 쿠션을 두거나 담요를 괴고 수련합니다. 이 자세 또한 취하는 게 어렵다면, 양다리를 위로 쭉 올리는 것만으로도 충분합니다. 그림 ②처럼 바로 누운 자세에서 후두부를 안고, 머리와 엉덩이를 들어 올려 다리가 천장을 향하게끔 몸을 늘이는 것도 하나의 방법입니다.

카팔라 바티

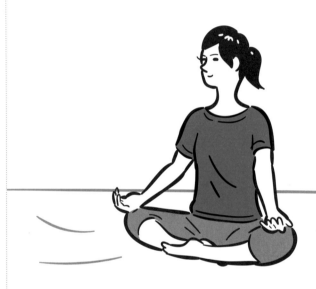

1 • 등을 바르게 세워 안정되고 편안한 자세로 앉는다.

2 • 코로 들이마신 숨을 코끝으로 짧고 강하게, 코를 푸는
듯한 느낌으로 내뱉는다.

3 • 숨을 내뱉을 때는 배를 홀쭉하게 당기고, 숨을 들이쉴
때는 어깨에 힘을 빼고 들이마시는 숨에 몸을 맡긴다.

4 • 처음에는 천천히 자신의 속도에 맞춰 진행한다.

5 • 어깨에 힘을 빼고 편안한 자세로 수련하는 것이 중요하다.

★ 크게 웃어젖힐 때 배가 수축되었다 이완되는 모습
을 떠올리며 기세 좋게 숨을 내뱉는다.

아침 수련으로 추천하는 호흡법입니다.

산스크리트어로 '카팔라 바티 Kapala Bhati'는 '빛나는 두개골'이란 뜻
입니다. 아침에 일어나 카팔라 바티를 수련하면 멍한 머릿속이 맑아
지고, 개운하게 잠에서 깰 수 있습니다. 요컨대 카팔라 바티는 '두개
골 정화법'이라고 할 수 있습니다.

우선 엉덩이를 바닥에 붙이고 골반을 바로 세웁니다. 가슴은 천장
을 향해 가볍게 들어 올리고, 견갑골은 허리 쪽으로 내려줍니다. 이
때 엉덩이 아래에 방석이나 평평하게 접은 담요를 깔고 앉으면 바른
자세로 앉을 수 있습니다.

숨을 내쉴 때 복부 근육을 조이고 횡격막을 위로 올립니다. 폐에
서 공기가 빠져나가기 때문에 배는 순간적으로 홀쭉해집니다. 숨을
내쉴 때는 입을 벌리지 않고 코로만 짧고 강한 숨을 내뱉습니다. 반
면, 숨을 들이쉴 때는 어깨에 힘을 빼고 근육을 이완합니다. 또한 폐
에 공기를 가득 채워 몸을 단단하게 지탱합니다.

소리 내어 크게 웃을 때 움직이는 배의 모습을 떠올리면 자세를
좀 더 쉽게 이해할 수 있습니다. 호흡이 익숙해진 다음에는 리듬감
있게 1초에 1회씩 호흡 수련을 이어갑니다. 목과 어깨에는 힘을 빼
편안한 자세를 유지합니다.

카팔라 바티는 폐와 횡격막, 복근을 움직여 호흡하는 수련법이니만큼
혈행 개선에 도움을 주고, 수련 뒤에는 기분이 한결 상쾌해집니다. 각성
효과가 높아 집중력을 요하는 때나 아침 수련으로도 최적의 자세입니다.

단, 고혈압이나 심장 질환이 있다면, 카팔라 바티는 삼가는 것이
좋습니다. 또 식후보다는 공복에 수련하는 것을 추천합니다.

목 돌리기

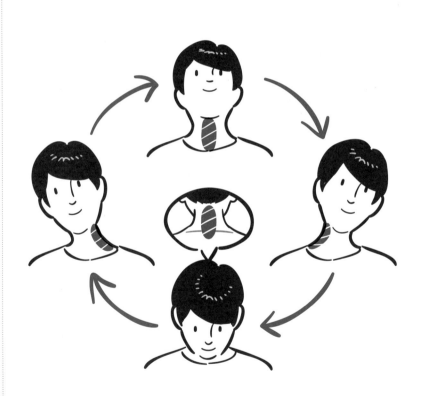

1 • 척추를 꼿꼿하게 세운다. 천천히 머리를 앞으로 숙여 목의 뒷면을 열어주면서 뒷쪽 목 근육을 이완한다.

2 • 천천히 머리를 오른쪽으로 숙여 목의 좌측을 늘이고 왼쪽 목 근육을 이완한다.

3 • 천천히 머리를 뒤로 젖히면서 목의 앞면을 열어주면서 앞쪽 목 근육을 이완한다.

4 • 천천히 머리를 왼쪽으로 숙여 목의 우측을 늘이고 오른쪽 목 근육을 이완한다.

5 • 1~4의 과정을 반복하고, 목을 천천히 시계 방향으로 돌린다.

6 • 2~3회 정도 목을 돌려준 뒤, 같은 자세로 시계 반대 방향도 진행한다.

★ 머리의 힘을 완전하게 빼고, 가능한 한 큰 원을 그리듯 천천히 목을 돌린다.

지금부터 소개하는 요가 자세는 언제라도 쉽게 할 수 있는 간단한 자세입니다.

컴퓨터나 스마트폰 사용이 잦은 분들께 꼭 추천하고 싶은 목 돌리기는 업무를 보거나 집안일을 하는 틈틈이 언제, 어디에서라도 수련할 수 있습니다.

목을 늘이고 있는 부분에 의식하고, 목에 전해지는 감각에 집중하면서 천천히 돌려줍니다. 특히 뭉쳐 있는 곳을 중점적으로 늘여주면 훨씬 효과가 좋습니다.

시계 방향으로 두세 번 돌려주고, 같은 방법으로 반대 방향으로도 돌려줍니다. 특히 늘여서 기분이 좋은 부위가 있다면 그곳에서 잠시 자세를 유지해보고, 전해져오는 감각을 가만히 느껴봅니다. 또한 불편함이 느껴지는 지점이 있다면, 호흡을 전달하는 느낌으로 자신의 몸을 관찰해봅니다.

머리를 뒤로 젖힐 때는 머리의 뒷선이 무너지지 않도록 주의합니다.

목을 늘여가면서 목의 앞뒤, 좌우 등 각각의 부위에 전해지는 감각을 가만히 들여다보는 것이 중요합니다.

어깨 돌리기

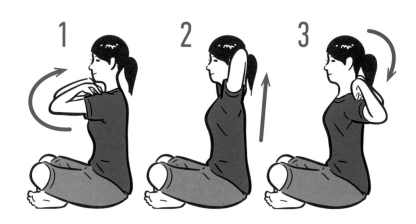

1 • 양손의 손가락이 아래를 향하도록 하여 양쪽 어깨에 올린 뒤, 양 팔꿈치를 중앙으로 모은다.

2 • 숨을 들이마시면서 팔꿈치를 위로 천천히 들어 올린다.

3 • 팔꿈치를 위로 끝까지 올린 다음, 숨을 내쉬면서 좌우로 원을 그린 후 팔꿈치를 내린다.

4 • 반대로도 돌린다.

5 • 밖으로 돌리고 안으로 돌리기를 2~3회씩 반복한다.

P
O
I
N
T

★ 어깨 관절을 가능한 한 크게 돌린다.

어깨 결림을 해소하기에 좋은 자세입니다. 수련을 시작하기 전에 어깨를 한 번 긴장시켜두면, 근육을 이완하는 데 도움이 됩니다.

팔은 편안하게 둔 채로 어깨를 귀 근처에까지 움츠려줍니다. 자세에 여유가 생겼다면, 어깨와 어깨를 안쪽에서 위로 매달아 올리는 것처럼 끌어 올렸다가, 천천히 숨을 내쉬면서 어깨를 툭 떨어뜨립니다. 그러고 나서 힘을 빼고 이완합니다.

팔꿈치와 어깨 관절을 가능한 한 큰 원을 그리듯이 돌려줍니다. 팔꿈치를 위로 올릴 때는 양 팔꿈치를 모아 허리를 늘이고 가슴을 위를 향해 끌어 올려줍니다. 팔꿈치를 내릴 때도 최대한 커다란 궤적을 그리면서 비스듬히 뒤로 내려줍니다.

자세를 수련하며 어떤 감각이 일어나는지, 자신의 몸에 집중하여 수련을 이어갑니다.

벽에 대고 하는
강아지 자세

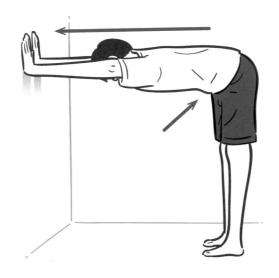

1 • 양다리를 골반 너비로 벌리고 벽 앞에 선다.

2 • 양손은 어깨너비로 벌리고 어깨보다 조금 높은 곳을
가늠한다.

3 • 양 손바닥으로 벽을 밀어내면서 어깨를 열고 허리를
늘인다. 허리 각도는 90도를 유지한다.

4 • 어깨와 목에 무리가 가지 않도록 주의하며 목 뒤쪽을
풀어준다.

5 • 5회 호흡을 하며 자신의 온전한 호흡을 느껴본다.

★ 손바닥으로 벽을 밀어내면서 복부 안쪽 근육의 움직임을 바라본다. 또한 복압을 사용하여 허리를 늘여준다.

벽에 대고 하는 강아지 자세입니다. 어깨, 등 주변의 뭉쳐진 근육을 풀어주는 데 효과가 있습니다. 사무직 종사자가 이 자세를 반복적으로 수련하면 어깨 주변의 피로감을 줄일 수 있습니다.

손바닥으로 벽을 밀어내면서 어깨와 가슴을 열어줍니다. 하복부 안쪽을 끌어 올리고, 복압을 사용해 허리를 늘여줍니다.

허리 각도는 90도로 유지하고, 상반신은 바닥과 평행을 이루도록 합니다. 자세에 여유가 생겼다면, 무릎을 펴서 다리 뒷선을 늘여줍니다.

머리와 어깨에 힘을 빼고 자세를 통해 전달되는 감각을 느껴봅니다. 두 팔과 귀 사이는 주먹 하나가 들어갈 정도의 공간을 두는 것이 적당합니다.

복압을 사용해 허리를 아래위로 뻗어내면, 굽은 등이나 어깨 결림을 풀어주고 옆구리 주변 임파선의 흐름도 원활해집니다.

자세의 후반에는 자연스럽게 반복되는 호흡에 맞춰 온몸에 전해지는 감각을 바라봅니다.

벽에 대고 하는
어깨 늘이기

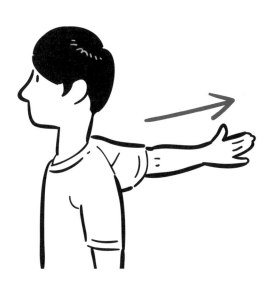

요가 수련법

1 • 한쪽 손바닥을 벽에 대고 벽을 밀어낸다.
2 • 가슴을 비스듬히 앞으로 내민다.
3 • 견갑골, 어깨, 가슴, 손목을 늘여준다.
4 • 5회 호흡을 하며 자세를 유지한다.
5 • 반대쪽도 같은 방법으로 수련한다.

★ 손바닥은 벽을 밀어내고, 가슴은 앞을 향하게 한다.

벽을 사용한 어깨 스트레칭으로, 손 위치에 따라 이완되는 부위가 달라집니다.

　손바닥을 바닥과 90도, 혹은 약간 비스듬한 위쪽이나 아래쪽을 짚어줍니다. 손 위치는 각자 원하는 곳에 맞춰 조정할 수 있습니다.

　자세에 여유가 생겼다면, 앞으로 고꾸라질 듯이 가슴을 앞으로 활짝 내밀고 어깨를 늘여줍니다. 하나의 동작에서 만족하는 것이 아니라, 각도를 달리하며 수련해봅니다.

점심 요가 ❺

서서 앞으로
구부리기

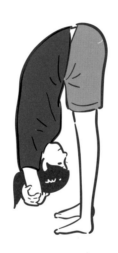

요
가
수
련
법

1 • 양발을 골반 너비로 벌리고 서서, 허리뼈로 중심을 잡고 척추를 늘여준다.
2 • 숨을 내뱉으면서 가볍게 무릎을 구부려 상체를 앞으로 구부려간다.
3 • 상체에 힘을 빼고, 중력에 몸을 내맡긴다.
4 • 손과 팔꿈치를 맞잡고, 상체가 하체에 매달리듯이 흔들흔들한다.
5 • 자세를 유지한 채 30초~2분가량 심호흡을 한다.

★ 허벅지와 배가 최대한 가까워질 수 있게끔 한다.
무릎을 구부리면 허리를 늘이기 쉽다.

양발에 무게 중심을 두어 바닥을 꾹 짚고 선 다음, 목과 머리에 힘을 빼고 앞으로 몸을 숙이는 자세입니다.

무릎을 구부려서 수련하면 요추를 늘이기 수월합니다. 무릎을 서서히 펴가면서 햄스트링을 스트레칭할 수도 있습니다.

손은 각자 편한 곳에 둡니다. 손으로 팔꿈치를 맞잡거나 등 뒤에서 깍지를 껴도 좋습니다. 자세가 편안하게 이뤄질 수 있는 위치를 잡아봅니다.

하체를 단단하게 조이고 머리에 힘을 뺐다면, 중력을 사용해 상체를 흔들흔들 움직여보는 것도 방법입니다. 바닥을 향해 머리를 숙이는 것만으로도 혈액 순환에 도움을 줍니다.

하체가 휘청거려 자세가 불안할 때는 엉덩이를 벽에 붙이고 몸을 앞으로 숙여보세요. 훨씬 안정적으로 수련할 수 있습니다.

서서 앞으로 구부리기 자세는 식후보다 공복일 때 수련하는 것을 권장합니다. 단, 혈압이 높거나 현기증이 자주 일어난다면, 이 자세는 삼가는 것이 좋습니다.

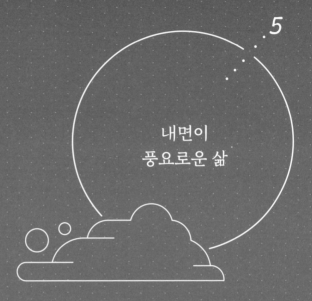

5

내면이
풍요로운 삶

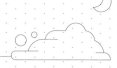

일상생활에서 시작하는
마음챙김

지금까지 아침, 점심, 저녁으로 이어지는 요가 수련법을 소개했습니다. 이것은 단박에 그 모든 것을 수련해야 한다는 뜻이 아닙니다. 마음에 드는 자세부터 시작하여 자기 삶의 일부로 만들기를 바랍니다. 취침 요가로 풍요로워진 내면을 충분히 느꼈다면 일상생활로 서서히 넓혀보세요.

앞에서 계속 설명드렸지만, '마음챙김'은 '지금 이 순간, 자신의 몸과 마음을 올곧이 마주하는 것'입니다. 물론 요가 수련을 해야만 내면을 마주할 힘이 생기는 것은 아닙니다. 가령 산책이나 식사, 청소나 빨래 같은 집안일, 반신욕 등을 할 때에도 그 순간에 일어나는 신체 감각에 집중한다면, 그것 또한 자신을 올곧이 마주하는 힘을 기르는 훈련이 됩니다.

산책할 때는 걷고 있는 행위와 감각에 의식을 둡니다. 걷는 것 외에 다른 행동을 하는 것을 멈추고, 머릿속 가득한 잡념들을 떨쳐냅니다. 그리고 한 걸음 한 걸음, 걷고 있는 '지금 이 순간'을 소중하게 느껴봅니다.

밥을 먹을 때는 먹고 있는 것에 의식을 둡니다. 음식을 먹을 때나 음료를 마실 때, 눈을 감고 자신의 모든 감각을 혀끝에 집중해보세요.

처음에는 세 입 정도로도 충분합니다. 단, 혀끝에 100퍼센트, 완벽하게 집중해봅니다. 분명 평소에는 느껴보지 못한 맛이나 질감을 접할 수 있을 것입니다.

지하철이나 버스를 기다리는 시간, 또는 쉬는 시간을 이용해 자신의 내면을 바라볼 수 있도록 깊은 호흡을 내쉬어보세요. 초조하거나 조급한 마음이 들 때는 잠시 제자리에 서서, 마음속에서 일어나는 일들을 가만히 관찰합니다.

깊은 호흡을 세 차례 내쉬는 것만으로도 마음이 안정되는 것을 느낄 수 있을 겁니다. 자신의 호흡이나 마음 상태를 직관하는 것만으로도 자신을 올곧이 이해하고 받아들일 수 있습니다.

머리의 스위치를 끄고, 단지 '지금 이 순간'을 느끼는 시간을 늘려갑니다. 감각에 집중하는 시간만으로도 '지금 여기'에 있는 행복감을 쉽게 받아들일 수 있습니다.

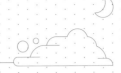

마음의 그릇
키우기

우리는 끊임없이 변화하는 세계에 살고 있습니다. 살아 있는 한 병에 걸리고, 노화를 경험하며, 죽음에 이르는 변화를 피할 수 없습니다. 불로장생을 소망하고, 건강한 삶을 유지하기 위해 피나는 노력을 한다 해도 말이죠. 개인마다 속도에 차이는 있을지언정 누구나 늙어 죽게 마련입니다. 그런데도 우리는 그 자연의 변화를 거부하고 두려워합니다.

어떻게 하면 두려움에서 해방될 수 있을까요?

그건 내 마음대로 이뤄지지 않은 것 또한 받아들이는 '마음의 그릇'을 키우는 것입니다.

무엇보다 마음의 그릇을 키우는 것이 중요합니다.

취침 요가를 수련할 때는 각 자세마다 느껴지는 감각이나 감정에 얽매이지 않는, 있는 그대로의 자신을 관찰합니다. 이로써 마음대로 되지 않는 몸과 마음, 불쾌한 감각이나 감정을 있는 그대로 받아들이는 '마음의 그릇(자기 수용력)'을 키우는 훈련을 하는 것이죠. 또 이 훈련을 통해 일상 생활에서 일어나는 불쾌한 감각이나 스트레스를 좀 더 유연하게 대처할 수 있게 됩니다.

마음챙김으로 나 자신을 바라보는 습관을 갖고, 몸 안 곳곳에 숨어 있는 경직 상태를 마주합니다. 자신의 감각에 귀를 기울이고 의식적으로 보듬다 보면, 어느샌가 경직된 곳곳이 스르륵 사라질 것입니다. 곳에 따라 열이나 진동이 느껴지고, 뼈마디가 오그라들듯이 저릿한 느낌이 들 수도 있습니다. 그러나 그 감각을 외면하지 않고 가만히 지켜보다 보면, 몸이 변화하는 것을 느낄 수 있게 됩니다.

경직된 상태를 피하거나 무시하다 보면 불쾌함과 통증은 점점 더 축적되어갑니다. 하지만 그 불편한 감각을 받아들이면 자연스레 해소되어 마음이 편안해질 것입니다.

감정도 마찬가지입니다. 마주하고 느끼고 그것을 해소하면 편안해집니다. 반대로 무시하거나 제압하려고 하면 감정의 골은 점점 더 깊어집니다.

　몸과 마음에 쌓인 경직 상태를 방치하게 되면, 감수성이 둔감해지고 무감동의 상태가 이어집니다. 고통이나 부조화를 느끼기 쉬워집니다. 그렇기에 부정적인 감각이나 감정을 가능한 범위 내에서 의식하고 느껴보는 것이 중요합니다.

지금의 자신이 느끼고 있는 '감정'이나 '욕구'를 '좋다' 혹은 '나쁘다'로 이분화하여 판단하지 않고 받아들이면, '자기 수용'이 깊어집니다. 불안과 분노, 외로움과 슬픔, 허영심 같은 부정적인 감정도 소중한 자신의 일부입니다.

자신이 느끼고 있는 감정을 있는 그대로 인정하는 것은 자신의 존재를 무조건적으로 인정하는 것으로 이어집니다.

취침 요가는 자신의 신체와 감정을 잇고, 긍정과 부정, 밝음과 어두움, 강함과 약함을 포함한 존재 그 자체를 무조건적으로 사랑하는 연습입니다.

취침 요가는 다음의 세 가지 단어의 의미를 포함합니다.

취침 = 자다, 눕다, 쉬다.

푹 자면 다음 날 아침에 개운하게 일어날 수 있습니다.

단련 = 칼 같은 쇠붙이를 불에 달군 후 두들겨서 단단하게 하는 것. 벼린 칼날을 예리하게 만드는 것.

자신의 몸 안 곳곳에 숨어 있는 경직 상태와 감정을 마주할 때, 열이 나면서 정화됩니다.

연습 = 반복하여 익숙해지다, 수양·경험 등을 축적하다.

연습은 '유연하게 만들어 품질이나 성질을 고르게 완성하는 것' 또는 '학문이나 기술 등을 갈고닦음'을 의미합니다.

특히 이제부터 요가를 시작하려는 분이나 요가가 자신과 맞지 않는다고 단정 지은 분들께 이 의미를 꼭 전하고 싶습니다. 밤이든 아침이든, 시간의 구애 없이 자신의 몸과 마음을 이완하는 시간을 갖길 바랍니다. 저는 그런 바람을 담아 이 책을 써나갔습니다.

저는 본래 몸이 뻣뻣했던 사람으로서 스트레칭이 힘겨운 분들의 마음을 누구보다 잘 이해하고 있습니다. 하지만 자신감을 가지세요. 저 또한 요가와 마음챙김을 만난 뒤로 몸과 마음이 유연해졌으니까요.

몸이 경직된 분은 스트레칭을 하면서 전해지는 몸의 감각을 괴로워합니다. 특히 늘여지는 것에 익숙하지 않은 근육이나 부위에서는 불쾌함이나 불편함도 느껴질 수 있습니다.

다만 어느 감각이나 감정이든 반복하여 느껴본다면, 점점 익숙해질 것이고, 서서히 '고통→통증이 완화됨→기분 좋음'으로 변화해갈 것입니다.

따라서 오랜 기간 동안 반복하여 수련하다 보면, 불쾌하고 불편했던 감각에 대한 반응 패턴도 변하게 됩니다. 또한 요가에 대한 인식이 달라지고, 결과(자세의 완성)에 집착하던 것이 사라지면서 몸과 마음의 깊은 부분까지 이완되기 시작합니다.

우선은 '해보자'는 마음으로 시작해보세요. 의지나 열의 따위는 필요 없습니다. '꼭 매일매일 수련해야지!'라든가 '요가 자세를 정복하겠어!'와 같은 목표를 정하고 욕심을 부리면 쉽게 지치고 맙니다. 그저 몸과 마음을 편안하게 만들 수 있는 범위 내에서 수련해보세요.

취침 요가를 습관화하면, 어깨 결림이나 요통이 개선되고 신체 리듬이 쾌적해집니다. 깊은 잠을 잘 수 있는 건 두말할 것도 없고요. 한번 몸에 배면 평생을 두고 활용할 수 있는 아주 훌륭한 습관입니다.

매일 이를 닦듯이 습관적으로 수련하다 보면, 수련을 못한 날에 되레 컨디션 저하로 이어질 것입니다. 자신의 몸에 맞는 자세와 수련 강도, 그리고 시퀀스를 찾아 요가 그 자체를 즐겨보세요. 자신의 가치관이나 라이프 스타일, 언제 어디서라도 자신의 몸 상태에 맞춰 수련할 수 있다면 더할 나위 없이 좋습니다.

취침 요가의 핵심은 무리하지 않고 천천히, 기분이 좋을 정도로만 수련하는 데 있습니다. 매일 반복하여 수련하다 보면, 몸이 유연해지고 스스로 자신의 몸과 마음을 고르게 조절할 수 있게 됩니다.

다른 사람의 이상과 자신을 비교하거나 '할 수 있다' '할 수 없다'로 스스로를 채찍질하고 있다면, 그 무엇보다 나 자신과 '마주하는 것'에 집중해주세요.

몸의 어디를 늘이고 있고 어떤 호흡을 하고 있는가, 그 감각과 어떻게 마주하고 있는가에 집중하면서 자기 자신을 바라봅니다.

취침 요가로 서서히 몸과 마음을 관찰할 시간을 갖다 보면, 하루를 보내면서도 자신을 돌보는 시간을 갖는 것이 습관처럼 익숙해질 것입니다.

만일 일상생활에서 자신을 힘겹게 하는 일에 맞닥뜨리거나 분노에 가득 찬 감정이 들끓어 오른다면, 그 감정에 집중해보세요. 후회나 불안, 부질없이 방황하는 마음을 바라보고, 몸에 의식을 두어 관찰해봅니다.

취침 요가를 수련할 때의 마음가짐도 마찬가지입니다. 자세가 완벽하지 않다고 안달복달할 필요는 없습니다. 자신을 바꾸려고 애쓸 필요도 없습니다.

자신의 마음속에서 일어나고 있는 고통을 마주하고 관찰하고 이해하는 것만으로도 부정적인 감정이나 패턴이 바뀌어갈 테니까요.

취침 요가를 수련하면서 부정적인 감정이나 긍정적인 감각을 모두 받아들인다면, 그때야말로 비로소 어린아이처럼 티 없이 맑은 감각이 되살아납니다.

내면이 충만한 시간이 늘어날수록 '지금의 나 자신'이 마주한 현실과 조화를 이루기 쉽고, 그만큼 쉽게 행복을 느낄 수 있게 됩니다. 이곳이 아닌 다른 곳을 찾아 헤매는 것을 그만두고, 멈춰 서 있는 지금 이 시간, 여기 이곳을 만끽해 봅니다.

진정한 행복이란 '지금 여기'에 있으며, 그것을 '바로 보는' 것입니다. 자신의 행복은 항상 '지금 여기'에 있습니다.

취침 요가를 수련하고, '지금 여기에 있는 힘'을 길러주세요. 그것만으로도 지금 이 순간을 확실하게 만끽하며 살아갈 수 있을 것입니다.

마지막으로 와타모토 아키라 선생님을 비롯하여 저를 지도해주신 모든 선생님께 감사의 인사를 전합니다.

편집부의 시카노 씨, 일러스트레이터 Hama-House 씨, 그 밖에 이 책의 제작에 힘써주신 모든 분께 감사합니다. 2년에 가까운 시간이 걸렸지만, 여러분 덕분에 저 스스로도 받아들일 수 있는 원고가 완성되었습니다.

그리고 이 책을 통해 만나게 된 독자 여러분께도 감사드립니다. 또 이왕 '마치면서'까지 읽어주신 김에, 책을 다 읽었다는 것에 그치지 않고 집에서, 그리고 일상생활에서 취침 요가를 수련해보시길 바랍니다. 부디 지속적으로 수련해서 자신의 것으로 만들어주세요.

마지막까지 읽어주신 독자 여러분께는 감사의 마음을 담아 작은 선물을 전합니다.

아래에 있는 QR코드를 스캔해주세요. 이 책에 소개된 취침 요가의 영상을 만날 수 있습니다. 책에 마저 싣지 못한 동작이나 보다 전문적인 수련 방법이 담겨 있습니다. 그리하여 여러분이 '취침 요가'를 습관화하는 데 일조했다면 그보다 더한 기쁨은 없을 것입니다.

'푹 잘 잤다'고 생각하며 아침에 일어나는 게 세상에서 제
일 어려웠던 시절이 있었습니다. 잠자는 시간이 짧은 건 물
론이고, 잠을 이루기까지 온갖 잡다한 생각으로 오랜 시간
이 걸렸지요. 밤새도록 오만 가지 꿈을 꾸느라 아침에 일어
나면 되레 더 피곤했고요. 그렇게 한 20여 년을 잠과 씨름
하며 살아왔습니다.

잠을 쉬이 이루지 못하는 건 외국에서 학창 시절을 보낸 탓
에 신경이 예민해졌기 때문이라고 생각했습니다. 말이 잘
통하지 않았던 입학 첫해에는 길에서 누가 쳐다보기만 해
도 몸이 움츠려졌으니까요. 밤늦게 누군가가 기숙사 복도
에서 걷기라도 하면 눈이 번쩍 떠졌고, 결국 밤새 몸을 뒤
척이다 찌뿌둥한 아침을 맞았습니다. 어쩌면 제가 귀국을
결심하게 된 가장 큰 이유는 타국에서는 잠을 잘 이룰 수
없다고 생각했기 때문일지도 모릅니다. 그러나 한국에 왔
다고 달라진 건 없었습니다. 저는 외국에 있을 때나 한국에

있을 때나 똑같았어요. 아니, 한국에 돌아온 뒤에는 몰아치는 업무량에 더욱더 잠을 자지 못했습니다.

그렇게 잠과는 인연이 없는 삶이구나 하고 체념하던 중, 오랜 친구가 제게 요가를 권했습니다. 하지만 처음에는 요가도 큰 도움이 되지 않았습니다. 그저 몸이라도 움직이다 보면 피곤해서라도 잠이 오겠지 하는 마음으로 요가원을 다녔을 뿐이죠. 그렇게 3년쯤 습관적으로 요가원을 다니다 하루는 호흡에만 집중하는 수업을 받았습니다. 그리고 그날, 요가 매트 위에서 잠을 자다 수련이 끝나버렸습니다. 그 좁디좁은 요가 매트 위에서 아주 오랜만에 잠다운 잠을 잤습니다. 팔다리를 크게 쭉 뻗고, 깊은숨을 들이쉬고 내쉬고, 오롯이 나 자신에 집중하다가 스르륵 잠에 빠졌던 겁니다. 하는 둥 마는 둥 했던 요가 수련 3년차, 화창하게 맑은 목요일 오후 2시에 말이죠.

요가라고 하면 보통은 몸을 접었다 늘이는 화려한 동작을 떠올리는 분들이 많습니다. 요가 동작을 제대로 따라 하지 못해 좌절하거나 요가는 나와 맞지 않는다고 중도 포기하는 분들도 꽤 있고요. 하지만 그 동작들은 '요가' 안의 작은 카테고리에 지나지 않습니다. 요가 동작보다 중요한 건 들숨과 날숨으로 이뤄진 호흡이고, 호흡이 원만해졌을 때

에야 비로소 요가 동작을 완성할 수 있습니다. 호흡을 통해 몸 안의 나쁜 공기를 배출하고 몸을 이완하다 보면, 자신도 모르는 새에 몸과 마음이 유연해져서 내 몸 상태에 맞게끔 요가 동작을 조정해볼 수 있으니까요. 그러니 처음부터 무리해서 완벽한 동작에 연연하지 않아도 됩니다.

팔다리를 넓게 벌린 후 크게 숨을 들이쉬고 내쉬어보세요. 그것만으로도 마음이 편안해지는 걸 느낄 수 있을 겁니다. 팔베개를 하고 누워서 한쪽 팔을 앞으로 쭉 뻗으며 하루의 피로도 풀어보고요. 그리하여 잡념을 떨치고 숙면을 이루게 되었다면, 그것만으로도 충분히 완전한 요가 수련, 다시 말해 이 책에서 말하는 '마음챙김'을 행하는 것일 겁니다. 물론 나의 온 신경에 집중하여 호흡을 하고 간단한 요가 동작을 따라 한다고 해서, 마음의 평온함을 유지한다거나 매일 밤 숙면을 취할 수 있다는 해피엔딩의 동화는 없을 거예요. 다만 나의 하루를 되돌아보고 객관화하여 아주 미세하게나마 발전된 내일을 꿈꿔볼 수 있다면 충분히 가치가 있는 것 아닐까요? 내 몸과 몸을 누일 장소만 있다면 언제든 할 수 있으니까요.

한귀숙

참고 문헌

綿本彰, 《ここヨガ》, 新星出版, 2019

綿本彰, 《YOGAポーズの教科書》, 新星出版社, 2016

綿本ヨーガスタジオ RIE, 《これ1冊できちんとわかるヨガ》, マイナ
ビ, 2013

ケン・ハラクマ, 《どこでも誰でも健康10秒ヨガ》, SurpriseBook,
2019

ディーパック・チュウプラ, 《スピリチュアル・ヨーガ》, 角川書店,
2006(Chopra, Deepak・David Simon, 《The Seven Spiritual
Laws of YOGA》, Wiley, 2005)

《ポール・グリリーに学ぶ陰ヨガ(ヨガDVD)》, Yogaworks

サラ・パワーズ, 《陰ヨガの新しい教科書 Insight Yoga》, Under
The Light Yoga School, 2014(사라 파워스, 《인사이트 요가》, 서
영조 옮김, 문지영 감수, 터치아트, 2017)

スワミ・サッチダーナンタ, 《インテグラル・ヨーガ (パタンジャ
リのヨーガ・スートラ)》, めるくまーる, 1993(Satchidananda
Saraswati, 《Integral Yoga Hatha》, Integral Yoga Publications,
1970)

ジョン・カバットジン, 《マインドフルネスストレス低減法》, 北大
路書房, 2007(존 카밧진, 《마음챙김 명상과 자기치유》, 김교헌
옮김, 학지사, 2017)

佐渡充洋´藤澤大介, 《マインドフルネスを医学的にゼロから解説す

る本》, 日本医事新報社, 2018

西野精治, 《スタンフォード式 最高の睡眠》, サンマーク出版,
2017(니시노 세이지, 《스탠퍼드식 최고의 수면법》, 조해선 옮김,
북라이프, 2017)

崎田ミナ, 《自律神経どこでもリセット！ずぼらヨガ》, 福永伴子監
修, 飛鳥新社, 2017(사키타 미나, 《게으른 요가》, 김진희 옮김,
애니북스, 2019)

취침 전 5분 요가

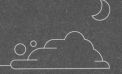